医院财务会计管理和内部控制研究

郭云雷◎著

中国商业出版社

图书在版编目(CIP)数据

医院财务会计管理和内部控制研究 / 郭云雷著.
北京：中国商业出版社, 2024. 8. -- ISBN 978-7-5208-3117-8

Ⅰ. R197.322

中国国家版本馆CIP数据核字第2024WR1182号

责任编辑：葛　伟

中国商业出版社出版发行
（www.zgsycb.com　100053　北京广安门内报国寺1号）
总编室：010-63180647　编辑室：010-83128926
发行部：010-83120835/8286
新华书店经销
北京市金木堂数码科技有限公司印刷
*
710毫米×1000毫米　16开　14印张　200千字
2024年8月第1版　2024年8月第1次印刷
定价：52.00元
****
（如有印装质量问题可更换）

前 言

随着社会主义市场经济的发展和医疗卫生体制改革的深入,医院的运营环境发生了很大变化,业务活动也更加复杂,医院财务会计管理工作面临着巨大的挑战。医院财务会计管理是医院管理的重要组成部分。医院必须通过提高财务管理水平,提供优质、高效、低耗的服务,才能在激烈的行业竞争中取得优势。医院财务会计工作的作用不只是记账和核算,更重要的是规范医院运行机制并为医院的科学高效管理提供财务信息及决策依据。因此,应以医院新财务会计制度为依托,全面调整和健全医院的各项财会制度,以适应新形势下医院管理的要求,真实反映各项财务信息,发挥参谋助手、效益管理及监督职能等作用。

为了顺应时代的发展,实现医院的高效运行,保证医院的服务质量,促进医院医疗水平的提高,应该加强医院财务会计管理工作。本书内容主要围绕医院财务会计管理这一主题,同时引入对医院内部控制的研究。书中第一章主要是对医院和医院财务会计的概述;第二章是对医院预算管理、成本与支出管理和收入管理进行介绍;第三章到六章是对医院的各项核算分别进行阐述,包括对医院资产的核算、负债的核算、收入与支出的核算和净资产的核算等;第七章是对医院财务报告与财务分析的介绍;第八章介绍了医院财务会计的内部控制；第九、第十章是从管理的角度，分析并提出精细管理与决策力提升的方法与建议。希望本书能为读者提供一定的参考与帮助。

由于作者水平有限，书中难免存在疏漏和不足之处，恳请广大读者批评指正，并提出宝贵意见。

目 录

第一章　医院财务会计管理概述

第一节　医疗机构与医院的设立

一、医疗机构的构成

医疗机构是按照《医疗机构管理条例》的规定，取得医疗机构执业许可证，从事疾病诊断治疗活动的机构。医疗机构以救死扶伤、防病治病、为公民的健康服务为宗旨。国家扶持医疗机构的发展，鼓励多种形式兴办医疗机构。国务院卫生行政部门负责全国医疗机构的监督管理工作。医疗机构包括从事疾病诊断、治疗活动的医院、卫生院、疗养院、门诊部、诊所、卫生所(室)以及急救站(中心)等医疗机构。

医疗机构根据业务类型以及组织形式分为医院、卫生院、疗养院、门诊部、诊所、卫生所(室)、急救站(中心)、临床检验中心、疾病防治院(站、所)、护理院(站)等。其中:医院包括综合医院、中医医院、中西医结合医院、民族医院、专科医院、康复医院、妇幼保健院等;卫生院包括中心卫生院、乡（镇）卫生院、街道卫生院等；门诊部包括综合门诊部、专科门诊部、中医门诊部、中西医结合门诊部、民族医门诊部等；诊所包括中医诊所、民族医诊所等；卫生所包括医务室、卫生保健所、卫生站等。

医疗机构执业，必须进行登记，领取医疗机构执业许可证。医疗机构执业登记的主要事项：名称、地址、主要负责人；所有制形式；诊疗科目、床位。县级以上地方人民政府卫生行政部门根据《医疗机构管理条例》和医疗机构基本标准对其进行审核，审核合格的，予以登记，而后为其颁发医疗机构执业许可证。

二、医院的分类

医院是医疗机构的重要组成部分。医院以救死扶伤、防病治病、为公民的健康服务为宗旨，依法从事疾病诊断、治疗活动的医疗机构。医院是运用医学科学和技术，对病人、特定人群或健康人群提供医疗、预防、保健和康复等服务的场所。医院具有一定数量的病床、医务人员和必要的设备，通过医务人员的集体协作，以达到保障人民健康的目的。

（一）按照医院投资主体不同的分类

建立多元化办医格局是当前医疗体制改革的重要任务。为贯彻落实《关于进一步鼓励和引导社会资本举办医疗机构意见的通知》（国办发〔2010〕58号），国务院办公厅颁发《2011年公立医院改革试点工作安排》提出：清理和修订相关规章和办法，制定和完善实施细则和配套文件，落实鼓励和引导社会资本举办医疗机构的政策，促进非公立医疗机构持续健康发展，加快形成多元化办医格局，满足群众的多层次医疗服务需求。因此，医院按照投资主体不同分为公立医院与非公立医院，非公立医院主要包括民营医院、中外合资医院等。

1.公立医院

公立医院是政府投资兴办的非营利性医院。根据国家卫生健康委员会对卫生事业发展统计口径，公立医院是指经济类型为国有和集体办的医院（含政府办医院），政府办医院是指卫生、教育、民政、公安、司法等行政部门举办的医院。

公立医院享受政府的资金与政策扶持。政府举办的非营利性医院享受同级政府给予的财政补助（包括医院开办和发展建设支出、临床重点学科研究以及职工基本养老保险制度建立以前的离退休人员费用等），同时享受相应的税收优惠政策等国家宏观政策的支助与扶持。

公立医院人才实力强，硬件环境优厚。公立医院在长期的发展中，积累了具有竞争力的人力资源与优良的硬件条件，其医疗队伍稳定，基础设施建设、医疗设备配置与就医环境较好，一般均为当地医疗、科研、预防、保健和康复的中心，同时是国家城镇职工基本医疗保险的定点医疗机构。

但是，公立医院自身的体制也存在一定缺陷，例如产权关系欠清晰、治理结构较松散、管理理念和手段相对滞后、服务效率偏低等。2010年国家提出公立医院改革方案，明确改革医院服务体系、改革医院管理体制、改革医院法人治理机制、改革医院内部运行机制、改革医院补偿机制、加强医院内部管理、改革医院监管机制、建立住院医师规范化培训制度和加快形成多元化办医格局等改革方向。

2. 民营医院

民营医院自20世纪80年代以来发展迅速，自1984年创建以来，到2023年年末已有2.7万个。在多元化办医政策导向下，民营医院逐步发展起来。民营医院以多渠道融资、广揽人才和灵活的经营方式获得一定竞争优势，但整体力量仍然较薄弱，从床位、设备和业务量等方面还难以与公立医院相抗衡。

3. 中外合资医院

中外合资医院的投资主体为中外双方。这类医院以雄厚的资金、先进的管理方式、灵活的用人机制以及“人性化关爱”的服务理念，形成较大的市场渗透力。这类医院的存在，一方面推动了中国医疗市场的发展，另一方面对公立医院的生存和发展形成挑战。

国家采取有效的鼓励政策，引导社会力量参与医疗卫生事业的发展，在宏观层面上形成公立医院、民营医院、中外合资医院、股份制医院等多种所有制医院并存，公平有序竞争的医疗服务格局；坚持非营利性医疗机构为主体、营利性医疗机构为补充，公立医疗机构为主导、非公立医疗机构共同发展的办医原则；建设结构合理、覆盖城乡的医疗服务体系。

（二）按照医院医疗业务等级不同的分类

在国家对医院的运行管理中，依据医院的基础设施、人员配备和制度完备性区分为不同等级。

医院分为三级：一级、二级、三级。国家卫生健康委员会规范了各级综合医院的基本条件。

（三）按照医院营利性不同的分类

医院按营利性不同分为非营利性医院与营利性医院。

1.非营利性医院

非营利性医院是指为社会公众利益服务而设立运营的医疗机构，不以营利为目的，其收入用于弥补医疗服务成本。其实际运营中的收支结余只能用于自身的发展，如改善医疗条件、引进技术、开展新的医疗服务项目等。公立医院为非营利性的，政府不举办营利性医疗机构。

非营利性医院的投资方分为政府投资与其他方投资。政府举办的非营利性医疗机构主要提供基本医疗服务，并完成政府交办的其他任务；其他非营利性医疗机构主要提供基本医疗服务。这两类非营利性医疗机构也可以提供少量的非基本医疗服务。

国家对社会资本举办的非营利性医疗机构，与公立医疗机构一视同仁，给予同等待遇。社会资本举办的非营利性医疗机构提供的医疗服务和药品要执行政府规定的相关价格政策，按国家规定享受税收优惠政策，用电、用水、用气、用热与公立医疗机构同价；在接受捐赠、土地使用等方面也执行与公立医疗机构相同的政策。非营利性医疗机构原则上不允许转变为营利性医疗机构,确需转变的要经原审批部门批准并依法办理相关手续。

2.营利性医院

营利性医院是指医疗服务所得利益可用于投资者经济回报的医疗机构。《关于进一步鼓励和引导社会资本举办医疗机构的意见》中指出,完善和落实优惠政策,消除阻碍非公立医疗机构发展的政策障碍,确保非公立医疗机构享受同等待遇。放宽社会资本举办医疗机构的准入政策。社会资本可以按照经营目的,举办营利性或非营利性的医疗机构。随着医院产权制度改革,相当一部分医院改制成营利性股份制医院和国有民营医院。新兴的医疗集团,大多从原来医院通过兼并控股、技术联合、多元复合、连锁经营等方式建立起来,其规模大、技术力量强、辐射面广。营利性医疗机构根据市场需求自主确定医疗服务项目。

除此之外,医院还可按服务内容的不同划分为综合医院、中医医院、中西医结合医院、民族医院、专科医院、康复医院、妇幼保健院等;按照管理层次不同划分为独立设置医院与附属医院等。

第二节 医院财务会计及制度的沿革与发展

一、医院财务会计的概述

(一)医院财务会计的目标

基于财务会计与管理会计两大分支的思路,财务会计属于对外会计。医院财务会计是为医院外部的会计信息使用者提供有用信息的一个信息系统或一项管理活动。医院财务会计的目标是为财务报告的使用者提供与医院财务状况、收支情况及现金流量等有关的会计信息,反映医院医疗卫生活动运行情况,有助于会计信息使用者作出决策。

《医院财务制度》适用的医院是中华人民共和国境内各级各类独立核算的公立医院（以下简称医院），包括综合医院、中医院、专科医院、门诊部（所）、疗养院等，不包括城市社区卫生服务中心（站）、乡镇卫生院等基层医疗卫生机构。医院是公益性事业单位，不以营利为目的。

医院的会计信息的使用者主要包括投资者、债权人、政府及有关部门、社会公众等。政府是医院的投资人，也是其会计信息的主要使用者。政府通过会计信息掌握医院对政府投资的使用情况，医院对资源的配置与使用绩效，医院对医疗卫生事业职责的履行情况，医院对医疗卫生事业发展的相关政策的执行情况，医院接受外部审计、监管的情况等。社会公众是医院会计信息的重要使用者，针对当前医院看病难、看病贵等热点问题，尽管目前医院的财务报告不公开对外披露，但是医院应当在特定条件与范围内，通过特定的会计信息公开平台提供病患者及社会公众所需的会计信息。

（二）医院财务机构的设置

医院应设立专门的财务机构，按国家有关规定配备专职人员，会计人员须持证上岗。三级医院须设置总会计师，其他医院可根据实际情况参照设置。

医院财务机构内部一般应分别设置门诊挂号收费组（科）、出入院结算组（科）、会计核算组（科）、成本核算组（科）、财务管理组（科）等。各机构的主要职责如下。

1.门诊挂号收费组和出入院结算组主要职责

负责门诊病人的挂号、划价、收费工作；负责办理患者入院登记手续；负责办理病人费用查询、费用缴纳等事宜及出院患者费用结算；负责业务收入的归集、及时足额上缴工作；协助科室催收欠费；负责解答病人的相关问题等。

2.财务管理组主要职责

负责建立健全财务管理方面的规章制度；负责预算（含财务收支预

算、项目预算)、决算的编制及医院经济活动分析;负责二级财务核算单位会计账务核算工作;负责财务部计算机账务系统的维护、升级工作;负责财务网站的建设与维护;负责会计档案的装订、保管和各种收费票据的管理工作等;负责会计人员培训和继续教育的相关工作;负责财务部门劳动纪律、货币资金和各项业务的检查工作及文秘、接待工作等。

3.会计核算组主要职责

按照《中华人民共和国会计法》、《医院会计制度》、《医院财务制度》及国家有关规定,设置会计科目,建立账簿;负责日常各类经费收入、支出的会计业务核算及各种相关账目的核对工作;负责债权债务的催报及清理;负责职工医药费用的报销、结算工作;负责物资材料及一级固定资产资金账的账务管理和核对工作;负责基本建设会计核算和管理工作。

4.成本管理组主要职责

负责医院成本管理和科室经济核算工作,负责成本核算会计科目、账簿的建立工作;负责医院实物资产管理(含药品、低值易耗品、各类试剂材料、固定资产)的二级财务核算;负责工资(含绩效工资)、津贴的计算造册及发放;负责职工的五险一金的申报、存取及账务管理工作;负责医疗服务项目价格管理及项目申报工作;负责税务票据的申购工作;负责依法代扣代缴各种税金及纳税申报工作[①]。

以上业务的具体划分,各医院可视情况自行拟定。

(三)医院财务会计的要素

财务会计的要素是指根据经济业务与事项的经济特征,所确定的财务会计的基本分类。医院财务会计的要素根据性质不同分为资产、负债、净资产、收入和费用。其中的资产、负债、净资产是相对静止状态的要素,即反映特定时点所拥有的资产、负债、净资产等的要素;收入、费用是运动状态的要素,即反映特定时期发生的收入、费用等的要素。资产、负债、净资产是反映医院特定时点的财务状况,构成资产负债表的基本框架。收入、

①张洁．管理会计在医院财务管理中的应用分析[J]．财经界,2023(4):156-158.

费用反映特定时期的收支情况，构成收入支出表的基本框架。

1.资产

资产是指由医院过去的交易或事项形成的，由医院拥有或控制的，预期给医院带来经济利益的资源，包括流动资产与非流动资产、货币性资产与非货币性资产。

(1)资产由过去的交易或事项所形成

作为医院的资产，其取得的交易与事项必须已经发生。例如，医院以外购方式获得设备，医院记录设备的依据必须是获得设备的交易已经发生。若仅仅处于形成设备购买意向的阶段，则该项设备就不属于医院的资产。

(2)资产是医院现在拥有或控制的

医院的资产，必须是由医院拥有其所有权的资产。例如，临时租入的资产、委托外单位代为保管的资产等，均不得记为医院的资产。有的资产尽管不属于医院所拥有，但是被医院控制，如以融资租赁的方式租入的资产，在租赁期内由租入方控制，应记为租入方的资产。

(3)资产未来会为医院带来经济利益

资产是一种经济资源，会为医院带来经济利益。对于符合上述两个条件，但无法为医院带来经济利益的毁损的存货等，不得记为医院的资产，或自原有的会计账务中剔除。

2.负债

负债是指医院过去的交易或事项形成的、预期会导致经济利益流出医院的现时义务。

(1)负债由过去的交易或事项所形成

医院未来发生的承诺、签订借款合同不形成负债。例如，一项借款意向书表明未来可能发生借款事项，医院在完成此意向书时，则不得确认为负债。

(2)负债是医院承担的现时义务

现时义务是指医院在现行条件下已承担的义务,未来的交易与事项形成的义务不是现时义务,不得确认为负债。

(3)负债预期导致经济利益流出医院

在履行现时义务清偿债务时,不论何种方式均会导致医院经济利益的流出。负债的偿还可以以货币资金偿还,以实物资产偿还,以另一项负债偿还。

3.净资产

净资产是指医院资产减去负债后的余额,包括事业基金、专用基金、待冲基金、财政补助结转(余)、科教项目结转(余)、未分配结余(或未弥补亏损)。

(1)净资产是医院权益的组成

从会计的角度分析,医院的权益包括债权人的权益与投资者(出资人)的权益。净资产属于出资人的权益。

(2)净资产是医院的留剩权益

净资产是剔除由债权人享有的权益之后,由投资人享有的一种留剩权益。与债权人的权益相比,投资人的权益存在风险。

(3)净资产由财政性资金与非财政性资金组成

医院的资金主要来自财政,除此之外,还有医疗业务收支结余等非财政性资金。

4.收入

收入是指医院开展医疗服务及其他活动依法取得的非偿还性资金。依据形成的渠道不同,收入包括医疗收入、财政补助收入、科教项目收入和其他收入。

(1)收入是开展医疗服务及其他活动取得的

医疗服务是医院的主要业务活动,通过医疗活动取得的收入是医院的主要收入。其他活动包括教学、科研、培训、投资、后期服务等。

(2)收入是会使医院净资产增加的经济利益的总流入

为取得收入,会有对应的成本费用的发生,因此总流入扣除成本费用后即为净流入。对收入的记录采用的是权责发生制。

5.费用

费用是指医院在开展医疗服务及其他活动过程中发生的资产、资金耗费和损失,包括医疗业务成本、财政项目补助支出、科教项目支出、管理费用、其他支出。

(1)费用是在开展医疗服务及其他活动过程中发生的

与上述的收入相联系,费用是在医疗服务活动中取得收入的同时所发生的支出。

(2)费用是会导致医院净资产减少的经济利益的总流出

经济利益的流出表现为发生的资产、资金耗费和损失,对费用的记录采用的是权责发生制。

二、医院财务会计制度的沿革与发展

为适应医院发展的需要,财务会计发挥着越来越重要的作用,尤其是改革开放以来,伴随医疗卫生事业的发展,医院的财务会计制度取得了实质性的成果。20世纪80年代以前,没有独立的医院会计制度,医院执行的是预算会计制度。因此,以下对医院财务会计制度沿革的梳理以1988年第一份医院财务会计制度的颁发为起点,分为三个阶段叙述。

(一)起步阶段(1988—1997年)

1988年卫生部、财政部发布了《医院会计制度(试行)》,明确医院是实行差额预算管理的卫生事业单位,医院会计是国家预算会计体系的组成部分,大、中型医院应建立总会计师制度。

《医院会计制度(试行)》指出医院会计核算对象是医院资金的运动。医院资金由预算资金和经营资金两部分组成。会计核算的基础是权责发生制;采用借贷记账法对医院的经济业务进行会计核算。总账科目一般分为资金占用和资金来源两大类；定期编制资金平衡表、业务收支汇总表、业务收支明细表、专项资金收支表、往来款项情况表、大型购置修缮项目表、基本数字及财务分析表等。

同年，卫生部、财政部还出台了《医院财务管理办法》，适用于全民所有制医院，明确财务管理的范围包括预算管理、收入管理、支出管理、财产物资管理、货币资金管理以及财务分析和监督检查等。对医院财务实行“统一领导、分级负责、归口管理”的原则，对财务机构和财务人员的配置有详细的规定。

1990年国家中医药管理局颁布了《关于〈医院财务管理办法〉〈医院会计制度（试行）〉的补充规定》，指出医院是差额预算管理单位，国家对医院实行“全额管理、差额（定额、定项）补助、超支不补、结余留用”的管理办法，国家对医院的预算拨款一般包括差额预算补助和专项补助，并对预算拨款、周转金、结余和基金等作了进一步的说明。

（二）完善阶段（1998—2008年）

随着经济的发展和医院改革的深入，1998年财政部、卫生部颁布了《医院会计制度》和《医院财务制度》，均适用于独立核算的公立医疗机构，包括综合医院、中医院、专科医院、门诊部（所）、疗养院等。

《医院会计制度》规定医院的会计核算除采用权责发生制外，均按照《事业单位会计准则》规定的一般原则和本制度的要求进行。该制度对会计科目划分为资产、负债、净资产和收支类。会计报表包括资产负债表、收入支出总表、基金变动情况表及有关附表。

《医院财务制度》指出，医院是承担一定福利职能的社会公益事业单位，不以营利为目的。医院财务管理的主要任务是：合理编制医院预算，如实反映财务状况；依法组织收入，努力节约支出；建立健全内部财务管理制度，加强经济核算，提高资金使用效益；加强国有资产管理，防止国有资产流失；对医院经济活动进行财务控制和监督。对医院实行“统一领导、集中管理”的财务管理体制。医院医疗收支和药品收支分开管理，分别核算。将财务活动分为收入管理、支出和费用管理、结余及分配管理、固定资产管理、负债管理等11项业务活动。

2000年卫生部、财政部发布《医院药品收支两条线管理暂行办法》，要求县及县以上公立非营利性医院对医疗收支、药品收支进行分开核算。从2006年6月起，全国各地区、各部门开始按照财政部对政府收支分类改革的总体部署，使用新的政府收支分类科目编制2007年预算。卫生部下发《卫生部2007年支出功能分类科目与2006年支出科目对照表》和《卫生部2007年经济支出分类科目与2006年支出科目对照表》，调整和增加了科目，并详尽解释了相应科目。2006年卫生部颁布了《医疗机构财务会计内部控制规定（试行）》，划分了预算控制、收入控制、支出控制和货币资金控制等11项控制活动，这是首次建立和发布的医院内部控制制度，是对医院内部控制初步的规定。2008年卫生部出台了《全国卫生财务报表编制说明》，对所有卫生部门的财务报表有相应规定，其中规范了含城市医院、城市中医院、县级医院、县级中医院、城市社区、乡镇卫生院的医疗机构的资产负债表、收入支出总表、业务收入支出明细表、医疗收入支出明细表、药品收入支出明细表、其他业务收入明细表、净资产变动情况明细表的编制。同年颁布了《接受国（境）外资助的卫生国际合作项目财务管理办法》，以充分发挥项目资金使用效益，统筹国内和国（境）外资金发展卫生事业。

（三）变革阶段（2009年以来）

修订医院会计制度，建立完善的会计核算体系，既是深化医疗卫生体制改革、促进医院改革的重要内容，也是提升医院内部核算和管理水平、提高医院运营效率的客观要求。2009年卫生部财务工作的重点之一是研究修订《医院财务制度》《医院会计制度》，加强成本核算和内部分配管理。2009年财政部多次征求《医院财务制度》和《医院会计制度》的修改意见。

2010年12月，财政部会同卫生部修订印发了《医院财务制度》《医院会计制度》，制定印发了《基层医疗卫生机构财务制度》《基层医疗卫生机构会计制度》，中国注册会计师协会制定印发了《医院财务报表审计指引》。新的医院财务、会计制度自2011年7月1日起在医院改革国家联系试点城市执行，2012年1月1日起在全国执行。基层医疗卫生机构财务、会计制度和《医院财务报表审计指引》自2011年7月1日起全面执行。

2011年12月卫生部会同国家医药总局颁发了《关于医院财务制度和医院会计制度的实施意见》，对制度的推进作了更深入的规范。

新修订的医院财务、会计制度强化了预算约束与管理，将医院所有收支全部纳入预算管理，维护预算的完整性、严肃性，杜绝随意调整项目支出等问题，促进医院规范运营。夯实资产负债信息，加强资产管理与财务风险防范，全面、真实反映医院资产负债情况，为严格规范医院筹资和投资行为提供有力的政策依据。科学界定收支分类，规范收支核算管理；硬化成本核算，强化成本控制；改进完善会计科目和财务报告体系①。

新修订的医院财务、会计制度充分体现医院的公益性特点，有利于医疗机构加强财务管理和会计核算，全面提高管理水平，提高服务效率和市场竞争力；有利于科学制定医疗服务价格，控制医疗费用不合理增长，逐步降低群众医药费用负担；有利于政府切实加强对医疗机构的财务监管和运行监督，维护公共医疗卫生服务的公益性；有利于充分发挥注册会计师的作用，加强医疗机构审计监督，保障医疗机构财务行为和会计核算合法、科学、规范、透明的原则。

①王春云．高质量发展下公立医院财务会计转型的路径研究[J]．中国总会计师，2023(5)：163-165.

第二章　医院预算、支出与收入管理

第一节　医院预算管理

随着我国财政管理体制和医疗卫生管理体制改革的不断深入，医疗市场竞争日趋激烈，作为卫生服务主体的医院，面临着严峻的挑战。医院如何利用自身的经济资源，加强预算管理，以高效有序的内部运行来适应激烈竞争的市场环境，是医院预算管理亟待解决的问题。

一、医院预算管理的基本原则

（一）预算管理需要确定原则

预算管理是经济管理的重中之重。不同性质的医院应有不同的预算原则，而一家医院在不同时期，预算原则也应有一定的差别。预算编制的原则包括：①收支统管原则；②以收定支原则；③收支平衡原则；④统筹兼顾、保证重点原则。一般来说，“以收定支”是预算管理的基本原则。“发展经济”是预算管理的必要原则，因为医院要发展，经济要提高，工资要上涨，价格要消化，财务预算没有一个合理的增长幅度肯定不行。“平衡利益”是预算管理的核心理念，预算管理只有达到平衡各方利益，实现社会、患者、员工利益共赢的局面，才能真正促进医院发展。而其中“成本控制”非常重要，医院本身是微利行业，没有强有力的成本控制，预算管理难以实施。

（二）预算管理需要收集信息

正确判断与预算有关的信息，才能最大限度地接近真实。从宏观上看，医院经济和预算受国家政策影响较大。国家经济发展和重视百姓的健康水平，加上新农合政策的实施、城市居民医保的推进，都是预算的利好消息。但社会物价上涨、人工成本增加是利空消息。从医院角度看，哪些项目和科室应该迅速做大做强，哪些科室只能缓慢发展或需要整合，都关系预算管理能否落实到位，这都需要未雨绸缪，妥善安排资金。

（三）预算需要科学制定

医院预算是门科学，必须严肃认真对待。制定出比较合理真实的预算，需要听取、分析和采纳上级领导及医院全体员工的意见。形成预算方案后，需要和员工广泛沟通，并通过一定形式予以确认[①]。

（四）预算需要推进执行

医院预算完成后，还需要通过制订计划及行动路线，包括战略计划、年度计划、财务计划、质量计划、人才计划等，来确保预算目标的完成。医院要对预算进行分解，对收入单元要有目标，对成本单元要下达控制指标，须签订相应的目标责任制，建立并兑现奖惩。同时要严格执行财务预算制度，不得随意突破或变更预算。如果预算确实需要调整，必须依据一定的程序完成，使预算能够得到刚性执行，促使医院经营水平不断提高。

①于爱琦．医院财务会计全面预算管理实施分析[J]．行政事业资产与财务，2023(22)：70-72.

二、医院预算的编制方法要点

(一)编制预算的方法

长期以来,医院编制预算采用的是传统的"基数加增长"的方法,即以上一年基期费用水平为出发点,适当调整当年有关费用项目来编制当年财务预算。基数预算法只考虑医院业务范围扩大的科室的情况,而忽略或隐瞒了业务范围缩小的科室的情况,这样会使医院的经费预算出现漏洞,造成超预算编制。零基预算法是在编制收支预算时,不考虑基期情况,而是以零基数为起点,对所有收支项目重新核定。每个部门的负责人对新的预算年度中想做的所有事情进行审核,并测定不同层次服务所需的资金。零基预算强调一切从零开始,摒弃支出中不合理部分,能促进医院加强内部经济核算。但零基预算编制要求比较高,编制时间相对较长,工作量也比较大。为了使预算真正切合实际,更好地将未来的潜在因素考虑周到,业务收支预算可采用滚动预算。在编制预算时,先按年度预算分季,并将其中第一季度分列各月的明细预算数字,以便监督和控制预算的执行,至于其他三季度的预算则可以先粗略一点,只列各季总数;到第一季度结束后再根据情况的变化,对第二季度的预算进行修正,按月细分,除第三、第四季度仍按总数列示外,还增列下年度第一季度总数,以此类推。采用滚动预算有利于管理人员对预算资料作经常性的分析研究,并根据预算执行情况及时加以修正。

(二)编制预算的计算方法

定额计算法适用于按照定员或其他基本数字计算的项目,如人员经费等。比例计算法常用于按比例掌握开支的经费预算,如养老保险金、失业保险金、住房公积金、职工福利、工会经费、科研费、折旧费等。标准计算法适用于国家有明确规定收支的项目。比较分析法是通过与上年相同项目比较或不同单位条件相同的项目比较计算项目的金额。估计计算法通常用于无法核定预算定额,又无规定标准的预算项目。在实际编制预算时,常交叉综合运用上述计算方法。

(三)制定预算目标

不合理的预算目标的设立是医院预算系统运行效率不高的直接原因之一。医院预算目标的设立受到医院战略规划、预算指导原则等多方面因素的影响。医院的战略规划是在分析了医院内外各种影响因素后提出的,为医院的长期发展提供一个明确的方向。医院的预算应当符合长期发展目标的要求,以战略规划为框架。

(四)确定基本数据

确定基本数据主要包括:预算期人员编制数、离退休人数、病床数、病人实际占用床位数、出院人数、门急诊人次平均费用等。应据此制定医院的收入总预算、支出总预算、现金流量总预算、资金总预算、门急诊工作量总预算和住院床日总预算等,并粗略编制医院的预算资产负债表。

(五)收入预算的编制

根据医院总收入预算中确定的任务层层分解,包括财政补助收入、科教项目收入、医疗收入等。由各个部门、基层单位参照制定本部门、本单位的预算,上报医院高层管理部门。财政补助收入是医院从同级财政部门取得的各类财政补助。其中,"基本支出"明细科目核算医院由财政部门拨入的符合国家规定的离退休人员经费、政策性亏损补贴等经常性补助;"项目支出"明细科目核算由财政部门拨入的主要用于基本建设和设备购置、重点学科发展、承担政府指定公共卫生任务等的专项补助。

科教项目收入即医院取得的除财政补助收入外专门用于科研、教学项目的补助收入。医疗收入包括门诊收入和住院收入两大部分。门诊收入预算以计划门诊人次和计划平均收费水平计算,具有收费标准的收入项目根据门诊业务量按标准计算,没有明确收费标准的项目根据上年度收入完成情况,结合本年度相关因素编制,也可以以全年计划门急诊人次为基础,按每一门急诊人次计划收费水平计算编制。住院收入预算中,床位收入预算以计划病床占用日数和计划平均收费水平计算,检查化验收入预算按病人检查人次乘平均收费规定标准,其他没有明确收费项目的,根据上年度收入完成情况,结合本年度相关因素编制。其他收入则根据具体收入项目的不同内容和有关业务计划分别采取不同的计算方法,逐项计算后汇总编制,也可以参照以前年度此项收入的实际完成情况,合理测算计划年度影响此项收入增减的因素和影响程度后,预计填列。

(六)支出预算的编制

医院支出预算的编制本着既要保证医疗业务正常运行,又要合理节约的精神,以计划年度事业发展计划工作任务、人员编制、开支定额和标准、物价因素等为基本依据。医院支出包括医疗业务成本、财政项目补助支出、管理费用和其他支出等。医疗业务成本是指开展医疗服务及其辅助活动发生的各种费用,包括人员经费、耗用的药品及卫生材料费、固定资产折旧费、无形资产摊销费、提取医疗风险基金和其他费用等。对人员经费支出部分要根据医疗业务科室计划年度平均职工人数,上年年末平均工资水平,国家有关调整工资、增加工资性补贴的政策规定、标准,离退休人员数和国家规定的离退休经费用于开支标准等计算编列;公务费以年度人均实际支出水平为基础,按计划年度医疗业务科室平均职工人数、业务发展计划、经费开支定额计算;业务费可在上年度实际开支的基础上,根据计划年度业务工作量计划合理计算;设备购置费、修缮费等,可根据修购基金提取数量以及根据需要和财力可能安排的修购项目实事求是地编列。财政项目补助支出按照具体项目预算编列。对医院行政管理部门、后勤部门的人员经费和公用经费以及其他各类杂支分别计算编列。其他支出,可参考上年度实际开支情况,考虑计划年度内可能发生的相关因素,正确预计编制。

(七)解除信息不对称给预算编制造成的困扰

下级管理者拥有与预算相关的信息而上级管理者不拥有。下级管理者凭借自己的信息优势,会建立较为松弛的预算,使预算失真。因此,预算的编制要采取由下至上、再由上至下的方式。先由处于最低决策层的部门,在预算指导原则的前提下,提出关于下一年的第一轮预测,在组织的层级结构中不断向上提交。组织的高层管理人员应当分析预算与组织战略的一致性以及部门间预算的一致性，并进行必要的调整。调整后，将这些预算重新下达到各个部门中去。必要时，再进行下一轮的预算调整。

（八）医院财务预算的审核

建立“医院—职能部门—临床科室”三级预算体系后，预算委员会参与预算的听证、审核、核准过程，对医院重大项目预算应有专家论证、工作组集体讨论决策的过程；预算核准后，报医院预算领导小组审议批准，最后将预算批复以书面形式下达各预算部门。经财政部门和主管部门批准的医院预算一般不予以调整，但由于国家实施重大政策措施和国家财政收支情况发生变化以及事业计划和收支标准调整，或者发生其他特殊情况，医院可按规定程序进行调整。

第二节　医院成本与支出管理

一、医院支出管理

（一）医院支出的概念和分类

医院支出是指医院在开展医疗服务及其他活动过程中发生的资金耗费和损失。医院支出项目多，涉及面广，与医院的经营效益直接相关。为了加强对医院支出的管理，有效地使用资金，提高医院资金的利用效果，有必要对医院的支出进行分类。

依据《医院会计制度》，医院支出包括医疗业务成本、财政项目补助支出、科教项目支出、管理费用和其他支出。

1.医疗业务成本

医疗业务成本是指医院开展医疗服务及其辅助活动发生的各项费用，包括人员经费、耗用的药品及卫生材料费、固定资产折旧费、无形资产摊销费、提取医疗风险基金和其他费用,不包括财政补助收入和科教项目收入形成的固定资产折旧和无形资产摊销。

其中,人员经费反映医院开支的在职职工和临时聘用人员的各类劳务报酬以及为上述人员缴纳的各类社会保险费等。它包括基本工资、津贴补贴、奖金、社会保障缴费、住房公积金、其他工资福利支出等。

其他费用包括办公费、印刷费、水电费、邮电费、取暖费、物业管理费、差旅费、会议费、培训费等。

2.财政项目补助支出

财政项目补助支出是指核算医院本期使用财政项目补助(包括当年取得的财政补助和以前年度结转或结余的财政补助)发生的支出。根据支付方式的不同,如财政直接支付方式、财政授权支付方式及其他方式,财政项目补助支出的账务处理也有所不同。

3.科教项目支出

科教项目支出是指核算医院使用除财政补助收入以外的科研、教学项目收入开展科研、教学项目活动所发生的各项支出。科教项目支出科目应设置科研项目支出、教学项目支出两个一级明细科目。目前,国家级科教项目支出一般包括设备费、材料费、测试化验加工费、燃料动力费、差旅费、会议费、国际合作与交流费、出版/文献/信息传播/知识产权事务费、劳务费、专家咨询费、管理费等。

4.管理费用

管理费用是指医院行政后勤管理部门为组织、管理医疗、科研、教学业务活动所发生的各项费用,包括医院行政后勤管理部门发生的人员经费、公用经费、资产折旧(摊销)费等,以及医院统一负担的离退休人员经费、坏账损失、银行手续费支出、汇兑损益、聘请中介机构费、印花税、房产税、车船使用税等。

5.其他支出

其他支出是指医院本期发生的,无法归属到医院业务成本、财政项目补助支出、科教项目支出、管理费用中的支出,包括培训支出,食堂提供服务发生的支出，出租固定资产的折旧及维修费，增值税、城市维护建设税、教育附加等税费，财产物资盘亏或毁损损失，捐赠支出，罚没支出等。

（二）医院支出管理的要求

第一，医院支出要严格执行国家法律法规和财经制度。如对财务制度中规定的成本开支范围和开支标准，医院必须严格遵守，不得随意扩大成本开支范围和开支标准。在国家有关财务制度中，没有统一规定的支出范围和标准，其可由医院自行确定，但要报医院主管部门和财政部门备案。若医院的规定违反法律法规和国家政策，主管部门和财政部门应责令其改正。

第二，医院支出要按预算和计划控制各项支出。医院支出要做到事先有计划、有预算，杜绝支出的随意性和盲目性，以保证医院的资金得到合理运用。财务部门在支出管理中应发挥重要作用，要会同各部门做好支出的预算编制工作，并根据支出预算安排好所需资金；在支出实际发生时，要认真审查支出的合法性和合理性，不符合法律法规和财务制度的支出坚决不能报销。支出发生后，还要与支出预算进行比较，找出实际支出与预算的差异。如果实际支出比预算支出小，应总结经验；如果实际支出大于预算，应找出问题所在，予以纠正，还要确认超支责任，以此作为奖罚的依据。

第三，医院支出应按来源渠道分别列支，分类管理。医院的资金来源渠道比较多，资金构成比较复杂，在对医院各项支出进行管理时，应注意根据资金的来源渠道，按照专款专用、分户核算的原则，按规定用途、开支标准和开支范围分别列支，监督使用。

二、医院成本管理

（一）医院成本管理的特点

不同类型的企业管理都各有其特点，分析医院成本管理的特点有利于有的放矢地实施医院全面成本管理。

1. 对技术领域渗透性强

在医院管理过程中，成本降低是有条件和限度的，在某些情况下控制成本费用，可能会导致医疗质量和服务水平的下降[①]。因此，医院不能将成本管理简单地等同于降低成本，尤其是在科学技术高速发展的今天，医院单纯依靠成本的降低来获取优势是不可能的，而应通过资源配置的优化和资本产出的高效管理来提升竞争力。医院中医疗专家与技术人员的科研水平和临床经验与医院竞争力休戚相关，是医院成本管理过程关注的重要环节。这要求在医院管理的过程中，医疗专家、技术人员不仅要精通技术，还要注意新医疗服务项目设计中的经济核算，使技术经济指标同成本计算结合起来，使专家技术人员成为双赢专家。

2. 重视医院发展的可持续性

医院发展的可持续性在很大程度上取决于在医疗质量、医院环境、成本等管理环节上处于最佳状态。这要求医院向全成本核算管理转变。医院全面成本管理已从企业内部的成本管理，发展到全面的价值链成本管理；已从传统成本管理，发展到精益成本管理。这说明医院全面成本管理不再由利润最大化这一短期性的直接动因决定，而是定位在更具广度和深度的战略层面上。在管理实践中，医院开始以社会需求为导向，关注社会需求信息。同时，医院以市场竞争对象现在的实力、变化趋势以及自己的技术、经济力量的现状等信息为基础来决策开发新医疗服务。此外，医院从长远出发雇用年轻、文化程度高的员工，利用学习曲线，以获得较长时期的成本优势。

3. 患者参与成本管理

在医院实施全面成本管理，除了依靠医院成本核算人员外，患者也是医院运营过程的参与者，因此提高患者本身的成本意识对实施医院全面成本管理具有重要作用。但是有些患者在就医过程中不从自己的实际病情出发，一味追求好药新药，或者要求进行不必要的检查，认为这样才能

①吴玉书. DRG/DIP支付方式下医院成本管理的探讨[J]. 中国总会计师，2022(12)：150-153.

得到较好的疗效，造成过度治疗。因此，只有提高患者本身的成本意识，才能最终实现全面成本管理的目标。

（二）医院成本管理存在的问题

目前，医院成本管理主要存在以下缺陷和弊端。

第一，我国当前各医院多是比照企业成本核算原理，单独制定自己的成本核算制度，成本核算的账务处理和报表内容各行其是，失去了彼此之间交流和对比的基础。其成本核算资料也仅仅是各医院内部成本，而非各医院（或科室或病种）成本消耗的真实反映。大多数医院的成本核算存在的主要问题在于成本核算大多以奖金分配为目的，依据医院各自的管理需要自行设定，形式各异，过多强调个性而忽视了共性，不仅没有统一的核算方法和理论支持，也未经过科学的论证。医疗服务实行非营利性医院政府指导价和营利性医院市场价，造成成本比较的局限性，全行业平均成本比较缺乏现实意义，成本核算的随意性和无规范性已成为医院实行成本核算和管理的最大障碍。

第二，各医院在开展成本核算时，缺乏合理的费用分摊基础。各医院对管理费用、成本中心的费用等如何分摊到科室成本中，执行各自的分配比例，各医院的科室成本开支范围各不相同，核算出的成本相差较大，直接影响了所取得的成本核算结果，难以真实反映实际存在的成本，并影响了成本回收；同时分摊不系统，也影响横向比较。目前多以收入、人数、人次等的构成作为分摊基础分摊到各收益中心，未根据实际的资源耗费作为分摊基础，使传统的“数量基础成本计算”已不能正确反映医疗服务的消耗。在单项设备价值大、折旧费用多及管理费用摊销等方面表现得尤为突出。

第三，追求短期利润，缺乏市场竞争要求，未考虑医院远景规划，易忽略市场经济条件下的投资风险。近年来，有些医院未考虑运营成本的增加，盲目扩大经营规模，未经充分论证就提高负债比例，向银行大量贷款，增建多家分院，或进行大额对外投资，造成医院债台高筑，严重影响了正常业务开展,使职工不满情绪增加,导致医院风险提高,资源配置不合理。有些医院在运营中盲目引进一些当下流行的、短期收益较大的大型医疗设备或机械设备,开展过度医疗服务,这些虽然可以带来医疗业务收入的增长,但并不一定使医院整体效益随之提高。不能从控制医疗费用增长、寻求有效降低医疗成本途径的角度出发进行成本管理,这样不仅容易导致经营决策失误和医疗行为失当,也会诱发社会医疗费用的不断增长,加重社会和政府的负担,并造成资产回收能力降低和资产的长期闲置,资金浪费严重。

第四,全员成本意识较为欠缺,后勤社会化进程较为缓慢。实际上成本会计人员只是医院日常成本控制的组织者与执行者,仅靠其单方面努力显然难以实施好成本控制,这需要医院全员具有较强的成本意识。医院行政开支主要是通过预算控制,行政管理及后勤部门的成本核算和效益评估不能采用量化手段进行考核,科室与院部容易扯皮推卸成本。而人员费用成本在医院成本支出中约占20%以上,人力资源上的闲置和浪费现象严重。管理费用中的公务费、交通工具消耗、业务招待费等不必要、不合理的开支也较大。

医院在成本管理上的诸多弊端,造成医院成本管理并未实现其在完善医院管理、提高医院经济效益方面的目的。为解决这些问题,医院需要下大力气,从自身实际入手,采取最主要、最直接的方法和途径来优化资源配置,杜绝资源浪费,提高资产利用率,从而降低医院运营成本。而最主要、最直接的方式就是充分分析成本构成,严格控制医院支出。

三、医院支出与成本管理的对策

(一)控制医院支出

1.控制日常支出

实行全面成本核算后,医院日常的开支按科室、人员等进行分摊。开展科室统计核算有利于健全成本管理责任制。医院科室是直接使用和消耗成本的单位，因此在控制日常的医疗支出和药品支出、分析成本超支的原因和节约的有效途径方面，科室的作用显而易见。因此，为有效进行成本控制，应实行院科二级负责制，建立以科室为二级成本责任中心的成本核算体系。通过在医院各部门、科室建立若干责任中心，将权、责、利有机地结合起来，围绕各责任中心的经营活动实行自我控制，形成一种严密的内部成本控制制度，让科室、职工积极参与，将科室的成本消耗与科室、个人利益直接挂钩，使科室人员对医院日常支出能有感性的认识，进一步上升到理性地、变被动为主动地节约成本。科室成本核算还应注意避免片面地追求降低成本而忽视医疗服务质量的提高，因为提高服务质量、降低诊疗成本，才是医院成本管理的最终目的。

2.降低人员支出

人员支出在医院成本支出中占比较大，主要包含在医疗支出中的工资、奖金、对个人和家庭的补助支出等，因而合理配置人力资源，减少人员成本支出是当务之急。为健全成本管理体制，在人员岗位制度上应建立因事设岗、以岗定员、逐级聘用、优化组合、竞争上岗的人事制度，推行全员聘用制，实行减员增效，形成人员能进能出、职务能上能下、待遇能高能低的用人机制，杜绝人力资源闲置、浪费的现象。在医院后勤服务方面，人力资源闲置、浪费且工作效率较低、整体素质不高的现象较为普遍和严重，这就要求医院也要按市场经济的需求，加速推进后勤社会化的进程，把许多可以也应该由社会承担的服务职能还给社会，减少医院在人员和管理上的支出，达到减员增效的目的。

3.避免不必要支出

管理费用中的公务费、交通工具消耗、业务招待费等均属于可控成本，管理空间较大，医院在这方面存在的浪费现象也比较严重。因此，医院行政开支要严格按预算进行控制，尽量减少不必要、不合理的开支，这应由主管领导把关，把对管理费用的控制落到实处，一方面要求领导干部必须以身作则，另一方面要求实行目标管理，把管理费用控制在最低水平。

4. 坚决抵制浪费

对于资本性支出，应切实做好大型投资的可行性研究，定期检测资产负债率，避免资源浪费。大型医疗设备的引进属于医院内部的长期投资，其特点是耗资多、变现能力差。要避免事先未实行严格测算而盲目引进大型医疗设备，否则会造成极大的奖金浪费。所以，成本管理从测算水平提高到成本预测、成本控制和成本评价水平，才能从源头上杜绝资产重置、闲置现象的发生，杜绝资产的盲目购进、流失、积压，发挥其管理职能。要选择适合资产的折旧方式，提高资产利用率。而资产一旦闲置，也应做好维护保养工作，以降低资产折旧速度，并及时进行报批处理，以最大限度地减少损失。要加强固定资产使用过程中的保养维护工作，降低维修成本。在固定资产使用过程中，特别是大型仪器设备的维修费用较高，因此应实行定期保养制度，并对小故障及时维修，避免大故障发生，从而大大降低维修费用，这也是医院加强成本管理不容忽视的一方面。

（二）完善成本管理

1. 树立全成本意识

要正确实施成本管理，就必须树立全成本意识，懂得用尽可能少的劳动消耗取得尽可能大的技术经济效果，寻求医患之间、医院和政府之间最佳的利益结合点，努力实施全员参与、全过程、全方位管理的成本控制目的，取得社会效益和经济效益的有机统一。要正确实施成本管理，就必须弄清以下三个概念。

一是总成本系数。总成本系数是总成本除以总收入的百分比。其是以医院为成本核算归结对象，其核算目的主要是反映整个医院经营状况，其核算结果主要是向医院决策者、主要管理者反馈，也可用于与其他医院之间效益的比较和评估，充分认识本院在竞争中的盈利能力。

二是科室成本系数。科室成本系数是某科室的成本除以该科室的收入的百分比。其是以科室为成本核算归结对象，其核算目的是区分并反映医院内部各科室成本效益情况，其核算结果可以反馈到各级领导和有关员工，主要用于成本差异分析和成本控制，能充分认识到本科室在医院发展中的盈利能力。

三是项目成本系数。项目成本系数是某项目的成本除以该项目的收入的百分比。其是以某项目比如某个病种、某台设备等为成本核算归结对象，其核算目的是用于服务定价、投资论证、效益评估，其核算结果反馈到指定核算要求者或相应管理人员，能充分认识到该项目在医院发展中的作用。

成本核算过程中要加强预算管理，在编制预算时要依据历史数据和医疗市场的变化，深入调查研究细化到具体项目上或具体部门，预算内容要全面，包括收入预算、人力成本预算、药品材料预算、间接成本预算、医疗服务成本预算、管理费用预算等，执行预算时要严格控制、分析、调整和监督，考核预算时要计算准确，避免虚报现象发生。

2. 实施成本的有效控制

第一，严格控制直接成本、努力减少管理费用。直接成本主要包括人力成本、物料消耗等。人员费用在医院成本管理中占有突出位置，目前有些医院内存有大量冗员，人员配置不合理，形成医疗一线人员紧缺、辅助科室人员松散、后勤人员膨胀，而一些条件较差的岗位要让农村剩余劳动力来补充的局面。全成本核算要求人尽其才，按岗取酬，减少临时用工开支，改革内部组织结构，简化管理层次，减少管理人员，从而降低人工费用。管理费用中的公务费、业务招待费、交通工具消耗等均属于可控成本，领导要以身作则实行目标定额管理，以达到降低医疗成本的最终目的。

第二，实行药品、材料、医疗设备及基建修缮工程的真正招投标制度，防止材料采购和资本性投资项目中的虚高价或价格欺诈现象发生，坚决杜绝灰色收入的发生。

第三，剥离后勤服务，节约医院开支，把后勤服务从医院中剥离出来，通过竞争等形式成立新的后勤服务中心，在降低后勤服务成本的同时，保障医院后勤服务的质量。

3. 对医院存货的招标采购与领用实施控制

第一，医院应实施招投标采购制度。医院存货采购是医院成本控制的关键点，医院药品、材料、低值易耗品的采购价格是决定医疗成本高低最直接的因素，也直接关系病人的就医负担，因此对采购环节的控制在整个医院的成本控制中起着至关重要的作用。推行招投标采购制度是医院遵循市场经济规律、规范医院物资供应途径及程序、保证采购物资质量和节约采购成本的有力举措。医院应严格按照招投标的程序确定供应商及采购价格，坚决抵制购销中的不正之风，拒绝商业贿赂，杜绝因回扣、好处费而产生的额外成本。

第二，合理控制各存货的库存量，降低储存成本。可以借鉴企业的存货控制方法，合理确定最经济的进货批量和储存期，减少不必要的资金占用。

第三，相应科室应做好药品、物资的合理耗用，减少不必要的浪费与支出。例如，可通过制定百元医疗收入消耗卫生材料比率、建立在用低值易耗品科室备查账、实行低值易耗品以旧换新的领用制度等来加强存货的耗用控制。

4. 重点岗位实行轮岗制

医院财务岗位中会计人员岗位轮换制不仅可以激励会计人员不断进取，有利于会计人员全面熟悉业务，不断提高业务素质，也在一定程度上有助于防止违法乱纪，建立良好的内部控制环境。实行重点岗位人员轮岗的目的在于防患于未然，便于加强医院成本管理。重点岗位轮岗制强化了监督制约机制，对医药领域商业贿赂以及加强成本管理具有实际意义。

5. 推进成本管理网络化并做好内控

医院成本核算工作越深入细化，需要收集、处理的数字群就越庞大。建立比较完善的信息系统，将加快成本数据采集、存储、评估、分析和反馈的速度，并确保成本数据的准确性和全面性。这套信息系统不是财务管理部门的专享,而应是临床及院内其他职能科室都可根据实际需要,加以充分利用的平台。在成本管理信息化过程中,也要完善成本管理信息化的内部控制。具体的措施主要如下。

第一,合理进行岗位设置和分工,按内部控制要求,遵循不相容职务相分离和内部牵制原则,设立相互稽核、相互监督和相互制约的机制,保障会计信息真实、可靠。

第二,加强电算化程序操作控制。为保证会计信息处理质量,减少差错和事故,应制定上机守则与操作规程,包括各种操作命令、各种设备的使用说明及非常情况的处理等。

第三,加强系统安全控制。主要包括:①订立内部操作制度,禁止非电脑操作人员操作医院电脑;②设置操作权限限制;③设置操作人员身份密码控制;④数据存储和处理相隔离;⑤设置接触与操作的日志控制;⑥健全并严格执行防范病毒管理制度。

总之,医院实施成本控制管理,要自上而下,人人参与,合理划分医院支出,对医院各项支出应作出充分的分析和论证,从而找出控制关键点,使资金的流出得到有效利用,合理配置资源,降低运行成本,提升病人满意度,增强职工凝聚力,使医院逐步实现优质、高效、低耗的内涵发展。同时医院和社会也将进入互动的良好循环,从而取得最大的技术效果,落实减轻病人费用负担和政府负担,使医院充分发挥经济和社会效益,提升医院竞争力,造福社会。

第三节　医院收入管理

医院收入是指医院为开展医疗业务及其他活动依法取得的非偿还性资金。组织和管理好医院的各项收入,对完成计划、保证事业所需资金、促进卫生事业的发展,有着十分重要的意义。

一、医院收入管理的原则

(一)正确组织合理收入,执行物价政策

医院机构多,服务面广,遍布城乡。由于各单位的工作任务不同,业务内容也不尽一样,所以收入项目多,政策性强,涉及面广。医院收入关系到国家、医院、员工三者的经济利益,尤其是关系到人民群众的切身利益。因此,不能片面地强调收入,不得擅自提高收费标准,扩大收费范围,损害群众利益。医院必须执行物价政策,按规定的标准收费,做到不多收、不滥收、不少收,既使医院的服务耗费得到一定补偿,有利于事业的发展,又不增加群众不合理的经济负担。

(二)合理制定收费标准

医院应严格执行国家规定的收费标准。医院开展新的医疗项目,在没有统一规定收费标准前,应维护国家和服务对象双方的利益,本着按成本收费的原则,正确计算、制定合理收费标准,报经物价部门和上级主管部门批准后,方能执行。

(三)编制收入计划,落实有效措施

医院要根据业务状况和有关资料,编制切合实际的收入计划。执行收入计划要靠医院广大职工的努力。在创收过程中,各科室要落实具体措施,并按收入来源的渠道进行核算和管理,促使各项收入计划得以实现。

(四)开拓财源,加强收入管理

医院要增加资金来源,除随着国民经济的发展国家相应增加预算拨款外,同时还要靠医院内部挖掘人才和设备的潜力,充分发挥职工的积极性;开发新技术,扩大服务面,增加服务项目,提高服务质量;增加收入,加强管理,在提高社会效益的同时,提高经济效益。

(五)建立健全收费管理制度

要加强收入凭证的管理工作,特别要加强对定额、有价凭证的印刷、

保管、编号、领发、登记、销号等环节的管理，防止差错，堵塞漏洞，提高管理水平。

二、医院收入管理的内容

医院收入包括医院业务收入和国家预算拨给的基本支出、项目支出，这些收入是医院开展各项业务活动的财力保障。医院收入按其内容可分为医疗收入、财政补助收入、科教项目收入和其他收入。

（一）医疗收入管理

医疗收入具体分为门诊收入、住院收入两大类。

1.门诊收入管理

门诊收入包括挂号收入、诊察收入、检查收入、化验收入、治疗收入、手术收入、卫生材料收入、药品收入、药事服务费收入、其他门诊收入等。凡到门诊就诊的病人，不管采取哪种缴费方式，必须先挂号缴费、后就诊。每日终了，挂号员应将挂号收据存根与所收现金核对无误后，编制挂号收入日报表，一式两联：一联连同现金（或进账单）一并交财会部门记账，另一联由财会部门复核后加盖“现金收讫”章，退给挂号室留作存根[①]。

（1）现金收费及其管理

现金收费是病人就诊以现金交付医药费的方式。需注意：①门诊收费员收到现金后，应在划价的处方笺、治疗单上加盖“现金收讫”章及填写门诊收据。门诊收据是现金收入管理的重要原始凭证，一式三联：一联交病人收执，作为报销单据；二联交给有关科室，作为科室核算的依据；三联留作存根。②门诊收费员必须做到当日收款，当日结算上交，不得拖延积压。每日终了，门诊收费员要将当日的门诊收入按科分项汇总，并与所取现金、支票核对无误后填制门诊收入日报表。门诊收入日报表一式两联，连同现金或进账单，一并交财会部门，经复核后加盖“现金（转账）收讫”章，一联退还门诊收费处代收据，另一联留财会部门记账。③如因特殊情

①张云华，何芳．县级公立医院医疗收入管理内部控制效率提升路径探索——基于XW医院的实践[J]．中国总会计师，2019(11)：142-143.

况发生退费时，收费处应妥善处理。结账前退费，应收回收据和处方笺或治疗单，并由有关科室注明原因，将其附在存根上写明“作废”字样；如结账后退费，除索回收据、处方笺、治疗单和注明退款原因外，收费员应开红字收据冲销应退费用。④收费处如发生收款差错，不得隐瞒，不准以长补短，应及时报财会部门处理。

(2)记账收费及其管理

记账收费是病人凭合同记账单(或医疗证)就诊，由门诊收费处将医药费用记入该病人的记账单(证)账户，定期汇总按月结算的方式，包括公费医疗和劳保医疗合同记账。采用记账收费的单位事先应与医院签订经济合同，并缴纳一定的预交款。门诊收费员根据公费医疗或合同证记账及划价的处方笺、治疗单等办理记账手续。记账时应认真核对医疗证或合同记账单，并按公费医疗、劳保医疗的有关管理规定记账，属于病人自费的医药费用，要按规定收费，协助管理好公费、劳保医疗。每日终了，收费员将记账金额汇总填入门诊收入日报表，并将记账汇总表或合同账单与门诊收入日报表交财会部门审批记账。财会部门定期向有关单位办理结算。

2.住院收入管理

住院收入包括床位收入、诊察收入、检查收入、化验收入、治疗收入、手术收入、护理收入、卫生材料收入、药品收入、药事服务费收入、其他住院收入等。住院收入管理主要包括开设病人入院结算账户和编制“出院病人费用结算日报表”以及欠账管理。

(1)开设病人入院结算账户

病人住院必须持住院通知单和病历办理住院手续，住院结算处凭其开设“住院费用分户账”。对自费病人应按规定收取一定的住院预交金，并开给病人预收款收据。预收款收据一式三联：一联交病人作出院时的结算凭证，二联作为登记住院费用分户账的依据，三联交财会部门作财务处理。对记账病人除了收医疗证和合理记账单外，还应收取转账支票，作为预收款。

每日终了，住院结算处要汇总当日入院病人的预收款，将预收款收据连同现金、支票等一并交财会部门核收。住院费用的记账方式有两种：一是根据处方记账；二是根据医嘱记账。根据处方记账，是当病人住院后，医生视其病情开出有关检查、治疗、处方等单证，经划价后送住院结算处盖章，凭正联进行检查、治疗、取药，凭副联登记“住院费用分户账”，并汇总编制一式二联的“住院病人收入日报表”，一联留库，另一联交财会部门记账。根据医嘱记账，是医生将检查、治疗、用药等内容登记在“医嘱本”上经划价后，住院结算处据以记账。对住院病人的医药费财会部门应按月结算。病人出院时，应持出院通知，到住院结算处办理结算。住院结算处根据“住院费用分户账”结算病人住院期间的费用，开具“住院结账单”。对自费病人要收回预收款收据，据以结算，多退少补。“住院结账单”一式三联，一联交出院病人作为报销单据，二联据以编制“出院病人费用结算日报表”，三联交财会部门作为“出院病人费用结算日报表”的附件。

（2）编制“出院病人费用结算日报表”

“出院病人费用结算日报表”由住院结算处根据“住院结账单”和有关单据填制，一式二联，连同现金、支票及有关单据一并送财会部门，经审核无误后，加盖“现金（转账）收讫”章后，一联退住院结算处代收据，另一联留财会部门记账。

（3）欠款管理

医院要本着救死扶伤的精神，正确处理好治病和收费的关系。对急需抢救的危重病人，如当时确实缴不齐预交金时，要一边进行抢救，另一边催病人家属设法筹借医药费用。为了严格控制病人欠费发生，病人在院期间所发生的费用超过预交金时要随时催缴，一时确因经济困难无法筹借或筹借不齐的，应及时办理欠费手续，由病人或病人家属填写欠费单，并由病人单位或所在乡镇、街道组织出具担保。欠费单一式三联，一联交病人据以还款，二联附在欠费分户账作催收依据，三联交财会部门记账。加强对病人欠费的管理和催收工作，对防止医院资金占压和造成呆账损失有着重要作用。

(二)财政补助收入的管理

财政补助收入是指医院按部门预算隶属关系从同级财政部门取得的各类财政补助收入,包括基本支出补助收入和项目支出补助收入。基本支出补助收入是指由财政部门拨入的符合国家规定的离退休人员经费、政策性亏损补贴等经常性补助收入;项目支出补助收入是指由财政部门拨入的主要用于基本建设和设备购置、重点学科发展、承担政府指定公共卫生任务等的专项补助收入。

医院应设置“财政补助收入”科目,核算医院按部门预算隶属关系从同级财政部门取得的各类财政补助,并在该科目下设置“基本支出补助”和“项目支出补助”两个一级明细科目进行明细核算。

该科目属于收入类科目,借方登记财政补助收入的缴回、冲销或转出数,贷方登记医院按部门预算隶属关系从同级财政部门取得的各类财政补助数,余额反映收入的累计数。月末将累计数转至“本期结余”科目和“财政补助结余”科目后,该科目无余额。

(三)科教项目收入的管理

科教项目收入是指医院取得的除财政补助收入外专门用于科研、教学项目的补助收入。

科教项目资金来源于科研和教育管理部门、上级主管部门及其他单位,这里的“项目”指医院从财政部门以外的部门或单位取得的,具有指定用途,项目完成后需要报送有关项目资金支出决算和使用效果书面报告的资金所对应的项目。

科教项目收入的票据使用管理规定如下。①行政事业单位取得上级主管部门拨付的资金,形成本单位收入,不再向下级单位拨转的,可凭银行结算凭证入账;转拨下级单位,属于暂收代收性质,可使用行政事业单位资金往来结算票据。②行政事业单位取得具有横向资金分配权部门(包括投资主管部门、科技主管部门、国家自然科学基金管理委员会等)等拨付的基本建设投资、科研课题经费,形成本单位收入的,可凭银行结算凭证入账;转拨下级单位或其他相关指定合作单位的,属于暂收代收性质,可使用行政事业单位资金往来结算票据。③没有财务隶属关系的行政单位之间发生的往来资金,应凭银行结算凭证入账。④没有财务隶属关系的事业单位等之间发生的往来资金,如科研院所之间、高校之间、科研院所与高校之间发生的科研课题经费等,涉及应税的资金,应使用税务发票:不涉及应税的资金,应凭银行结算凭证入账。

(四)其他收入的管理

其他收入包括救护车收入、进修培训实习收入和废品变价收入等。这部分收入数额小,零星分散,但必须由财会部门统一核算和管理。各科室均不得将这些收入作为“小金库”。其他收入项目中有收费标准的要按标准收费,如进修培训实习收入、救护车收入等。收到款项应开具统一收据,并将款项及时报财会部门记账。

第三章　医院资产的核算

依据《事业单位会计制度》和《医院会计制度》，资产是指事业单位占有或者使用的能以货币计量的经济资源，包括各种财产、债权和其他权利。资产通常是按流动性进行分类，分为流动资产和非流动资产。

流动资产是指可以随时变现或在一年内耗用的资产。医院流动资产类会计科目包括库存现金、银行存款、零余额账户用款额度、其他货币资金、短期投资、财政应返还额度、应收在院病人医疗款、应收医疗款、其他应收款、坏账准备、预付账款、库存物资、在加工物资、待摊费用等。在这里需要注意，纳入国库集中收付制度的医院，资产类项目包括零余额账户用款额度和财政应返还额度。

非流动资产是指流动资产以外的资产。医院非流动资产类会计科目包括长期投资、固定资产、累计折旧、在建工程、固定资产清理、无形资产、累计摊销、长期待摊费用等。

第一节 货币资金的核算

医院货币资金主要是指在资金周转过程中停留在货币形态的那部分资金。货币资金按存放地点又分为库存现金和银行存款,按币种不同又分为人民币和外币。

一、库存现金的核算

(一)库存现金的概念

库存现金是指保存在医院会计部门的库存现金,包括库存的人民币和外币现金。在所有资产中,现金是流动性最强的一种资产,是贪污盗窃、营私舞弊的主要对象。因此,必须对现金的收支进行严格控制,以保证现金的安全与完整。

(二)现金管理的基本要求

1.现金的使用范围

根据国务院《现金管理暂行条例》规定,开户单位在以下范围内可使用现金:①职工工资、奖金津贴;②个人劳动报酬;③根据国家规定颁发给个人的科学技术、文化艺术、体育等各种资金;④各种劳保、福利费以及国家规定对个人的其他支出;⑤向个人收购农副产品和其他物资的价款;⑥出差人员必须随身携带的差旅费;⑦结算起点以下的零星支出;⑧中国人民银行确定需要支付现金的其他支出。

医院与其他单位的经济往来,除规定的范围可使用现金外,应通过开户行进行转账结算。

2.库存现金的限额管理

医院为了办理日常零星开支,需要经常保持一定数量的库存备用金,但为了防止现金积压,控制货币发行,国家银行规定要进行限额管理。各单位的库存现金必须经开户银行核定,除核定的库存限额以外,其余必须存入开户银行,不得自行保留。库存现金限额由单位提出计划,经开户银行审查同意,一般不超过3天零星支付所需现金。各单位需要调整库存现金限额时,应再向开户银行申请报批。

3.不准坐支现金的规定

以本单位收入的现金直接支付自己的支出,叫作坐支。按有关规定,医院每天收入的现金,必须当天送存银行,不能直接支用,不许任意支用。因特殊情况需要坐支现金的,应事先报开户银行审查批准,由开户银行核定坐支范围和限额,坐支单位应定期向银行报送坐支金额和使用情况。

4.现金的内部控制

现金的流动性最强,诱惑力也最大,最容易被人挪用和侵吞。因此,任何单位都必须加强对现金的内部控制。现金的内部控制并不是主要在于发现差错,而是要减少发生差错、舞弊、欺诈的机会。现金内部控制的内容主要包括以下几个方面。

(1)会计、出纳要分开

为了保证现金安全,防止各种错误、欺诈的发生,现金的收付、结算、审核、登记等工作,不得由一人兼管。现金收付业务量较大、条件较好的单位,应单独设置现金出纳员,专门负责现金的收付工作,并登记现金出纳账;现金收付业务量不大、条件不具备的单位,应确定专人兼管现金出纳工作。现金出纳人员不得兼管收入费用、债权债务的登记工作,不得兼任稽核和档案保管工作。会计、出纳分开,实行会计管账不管钱,出纳管钱不管账,是各单位加强内部控制的重要制度①。

(2)现金收支的内部控制

办理任何现金收支,必须以合法的原始凭证为依据。收付现金的各种原始单据,应根据各单位的具体情况,指定专人进行审核,出纳员按月连续编号,作为现金出纳的顺序号。出纳员付出现金后,应当在原始单据上

①钟鑫丽.内控视角下公立医院资金管理风险防控措施探究[J].投资与创业,2023,34(19):160-162.

加盖“现金付讫”戳记,并在当天入账,不准以借据抵现金不入账。收到现金后,属于各项收入的现金都应开给对方收据。一切现金收入必须当天入账,尽可能在当天存入银行,不能当天存入银行的,应于次日上午送存银行。

(3)如实反映现金库存

现金收入业务较多、单独设置收款部门的单位,收款部门的收款员每天将所收现金连同收款收据副联及“现金收入日报表”,送会计部门的出纳员核收,或者将所收现金直接送存银行后,将收款收据副联、“现金收入日报表”和向银行送存现金的凭证,一并交会计部门的会计员核收记账。账款必须相符,不得以白条抵库。现金出纳人员应于每日业务终了后结清当天账目,并将账面库存和实际库存核对相符。如发现长款或短款,应及时查明原因,作出处理。现金收付业务较多的单位,现金出纳人员应每日编制“库存现金日报表”,连同原始单据交会计人员复核整理后填制记账凭单。

(三)库存现金业务的会计处理

医院发生的每一笔现金收入和现金支出业务,都必须根据审核无误的原始凭证编制记账凭证,然后据以记账。为此,应设置“库存现金”会计科目,其属于资产类科目,借方反映库存现金的增加数,贷方反映库存现金的减少数,借方余额反映医院实际持有的库存现金数。医院库存现金总账可以根据现金收付款凭证和银行存款付款凭证逐日逐笔登记,如果日常现金收支量较大,可以根据汇总记账凭证或科目汇总表定期或月终登记。在实务中,为避免重复过账,对于从银行提取现金的业务,一般只编制银行存款付款凭证,不再编制现金收款凭证;将现金存入银行,一般只编制现金付款凭证,不再编制银行存款收款凭证。

医院应当设置“现金日记账”,出纳人员按照业务发生顺序逐笔登记。每日终了,应当计算当日的现金收入合计数、现金支出合计数和结余数,并将结余数与实际库存数核对,做到账款相符后,编制“库存现金日报表”，连同原始凭证送交会计人员复核整理后，填制记账凭证。

库存现金的主要账务处理如下。

从银行提取现金，按照提取金额，借记本科目，贷记“银行存款”科目；将现金存入银行，按照存入金额，借记“银行存款”科目，贷记本科目。

从零余额账户中提取现金，借记本科目，贷记“零余额账户用款额度”科目。

因支付内部职工出差等原因所需的现金，按照借出金额，借记“其他应收款”科目，贷记本科目；收到出差人员交回的差旅费剩余款并结算时，按实际收回的现金，借记本科目，按应报销的金额，借记有关科目，按实际借出的现金，贷记“其他应收款”科目。

因其他原因收到现金，借记本科目，贷记有关科目；支出现金，借记有关科目，贷记本科目。

每日库存现金账款核对中发现现金溢余或短缺的，应当及时进行处理。例如，发现现金溢余，属于应支付给有关人员或单位的部分，借记本科目，贷记“其他应付款”科目；属于无法查明的其他原因的部分，借记本科目，贷记“其他收入”科目。如发现现金短缺，属于应由责任人赔偿的部分，借记“其他应收款”科目，贷记本科目；属于无法查明原因的部分，报经批准后，借记“其他支出”科目，贷记本科目。

为了保证现金的安全，必须做到账实相符，做好现金清查工作。现金清查的基本方式是实地清点库存现金数额。清查盘点后，编制“现金盘点报告表”，注明实存数、账面数和余缺数。如有余缺，应查明原因，报请审批。

对于现金长款，应借记“库存现金”科目，贷记“其他应付款——现金长款”科目。查明原因后，如属错收，应退回，做相反会计分录；如属无主款，应作应缴预算款，借记“其他应付款——现金长款”科目，贷记“应缴预算款”科目。对于短款，应借记“其他应收款——现金短款”科目，贷记“库存现金”科目。查明原因后，如有责任人赔偿收回现金，借记“库存现金”

科目,贷记"其他应收款——现金短款"科目;如属正常误差产生或无法查明原因,应借记"事业支出——其他支出"科目,贷记"其他应收款——现金短款"科目。

库存现金核算举例说明如下。

【例3-1-1】某医院有关现金收支业务

该医院签发现金支票,从银行提取现金800元备用,做会计分录:

借:库存现金　　800

　贷:银行存款　　800

该医院内科上月出差的李辉报销差旅费,原借款550元,实际开支510元,退回现金40元。

借:库存现金　　40

　　医疗业务成本　　510

　贷:其他应收款——李辉　　550

二、银行存款的核算

(一)银行存款户的开立和管理

银行存款是指医院存入银行和其他金融机构的货币资金,包括人民币存款和外币存款。

医院应当严格按照国家有关支付结算办法的规定办理银行存款收支业务,并按照《医院会计制度》规定核算银行存款的各项收支业务。医院应加强对本单位银行账户的管理,由会计部门统一在银行开户,避免多头开户。每个医院都要在当地银行开立存款户,将大部分货币资金存入银行,除根据现金管理办法的要求可以动用的现金以外,都必须通过银行办理转账结算。

各开户单位通过银行存款户办理资金收付时,必须切实遵守银行规定的以下管理原则。

认真贯彻执行国家的政策、法令,严格遵守银行的各项结算制度和现金管理制度,接受银行监督。

银行存款户只供本单位使用，不准出租、出借或转让给其他单位或个人使用。

各种收支款凭证必须如实填明款项来源或用途，不得巧立名目、弄虚作假套取现金、套购物资，严禁利用账户搞非法活动。

银行存款户必须有足额的资金保证支付，加强支票管理，不准签发空头支票和其他远期支付凭证。

此外，还应重视和银行的对账工作，认真及时地与银行对账单进行核对，保证账账相符，账款相符。如有不符，要及时与银行查对清楚。

（二）银行存款的会计处理

为了正确核算银行存款，应设置“银行存款”账户，属于资产类科目。本账户用来核算医院存入银行的各种存款，医院的银行本票存款、银行汇票存款、信用卡存款等在“其他货币资金”科目核算，不在本账户核算。其借方登记医院存款的增加数，贷方登记医院存款的减少数，期末借方余额反映医院期末实际存放在银行的款项。

医院银行存款的主要账务处理如下。

医院将款项存入银行，借记本科目，贷记“库存现金”“应收医疗款”“医疗收入”“科教项目收入”等科目。

医院提取和支出存款时，借记“库存现金”“应付账款”“医疗业务成本”“科教项目支出”“管理费用”等科目，贷记本科目。

医院银行存款核算举例如下。

【例3-1-2】某医院有关银行存款收付业务

该医院收到财政部门拨来的财政补助3万元，存入银行。

借：银行存款　　30000

　贷：财政补助收入——基本支出　　30000

根据银行转来的委托收款凭证的付款通知，支付上月电费1.5万元。其中，医疗部门9000元、药剂部门1500元、行政管理及后勤部门4500元。

借：医疗业务成本——其他费用——医疗部门　　9000
　医疗业务成本——其他费用——药剂部门　　1500
　管理费用　　4500
　贷：银行存款　　15000

（三）银行存款的外币业务核算

外币是指外国货币，根据我国外汇管理的有关规定，外币在国内不能流通和使用。持有外币的单位，应向当地的专业银行申请开立外币存款户，并严格按照国家外汇管理的有关规定使用。有外币存款的单位，应分别按人民币和各种外币设置“银行存款日记账”进行明细核算。

汇率是指两种货币相兑换的比率，是一种货币用另一种货币单位所表示的价格。我们通常在银行见到的汇率有三种表示方式：买入价、卖出价和中间价。买入价指银行买入其他货币的价格，卖出价指银行出售其他货币的价格，中间价是银行买入价与卖出价的平均价。银行的卖出价一般高于买入价，以获取其中的差价。无论买入价还是卖出价，均是立即交付的结算价格，都是即期汇率。即期汇率是相对于远期汇率而言的，远期汇率是在未来某一日交付时的结算价格。为方便核算，医院用于记账的即期汇率一般指当日中国人民银行公布的人民币汇率的中间价。医院发生的外币交易只涉及人民币与美元、欧元、日元、港元之间折算的，可直接采用中国人民银行每日公布的人民币汇率的中间价作为即期汇率进行折算；医院发生的外币交易涉及人民币与其他货币之间折算的，应当按照国家外汇管理局公布的各种货币兑美元折算率采用套算的方法进行折算，发生的外币交易涉及人民币以外的货币之间折算的，可直接采用国家外汇管理局公布的各种货币对美元折算率进行折算。

外币账户是指以外币计价的货币性资产和货币性负债。包括外币库存现金、外币银行存款、以外币结算的债权账户（应收在院病人医疗款、应收医疗款、其他应收款、预付账款等）、以外币结算的债务账户（短期借款、长期借款、应付账款、应付票据、预收医疗款、应付职工薪酬、预收账款、其他应付款等）等。

医院发生外币业务的,应当按照业务发生当日(或当期期初)的即期汇率,将外币金额折算为人民币记账,并登记外币金额和汇率。期末或结算时,各种外币账户的外币余额应当按照期末汇率或结算日即期汇率折合为人民币。按照期末汇率折合的人民币金额与原账面人民币金额之间的差额,作为汇兑损益计入当期管理费用。

以外币购入库存物资、设备等,按照购入当日(或当期期初)的即期汇率将支付的外币或应支付的外币折算为人民币金额,借记"固定资产""库存物资"等科目,贷记"银行存款""应付账款"等科目的外币账户。会计期末,根据各外币账户按期末汇率调整后的人民币余额与原账面人民币余额的差额,作为汇兑损益借记或贷记

"银行存款""应付账款"等科目,贷记或借记"管理费用——其他费用"科目。

医院外汇业务核算举例说明如下。

【例3-1-3】某医院有关银行存款的有关外币业务

12月2日,医院从美国乙公司购入制药的原材料50吨,每吨价格为4000美元,当日的即期汇率为1美元=7.6元人民币,进口关税为15.2万元人民币,支付进口增值税284240元人民币,货款未付,进口关税及增值税由银行存款支付。会计分录如下:

借:库存物资　　(50×4000×7.6＋152000＋284240)1956240

　贷:应付账款——乙公司(美元)　　1520000

　　银行存款　　436240

12月6日,医院向甲公司出口销售药品1200盒,销售合同规定的销售价格为每盒250美元,当日的即期汇率为1美元=7.65元人民币。假设不考虑相关税费,货款尚未收到。相关会计分录如下:

借:其他应收款——甲公司(美元)　　2295000

　贷:其他收入　　(1200×250×7.65)2295000

12月12日，从境外丙公司购入不需要安装的医疗专用设备1台，设备价款为25万美元，购入该设备当日的即期汇率为1美元=7.6元人民币，适用的增值税税率为17%，款项尚未支付，增值税以银行存款支付。相关会计分录如下：

借：固定资产——专用设备　　（250000×7.6+323000）2223000

　贷：应付账款——丙公司（美元）　　1900000

　　银行存款　　323000

12月22日，医院用银行存款支付乙公司货款20万美元，当日的即期汇率为1美元=7.7元人民币。相关会计分录如下：

借：应付账款——乙公司（美元）　　1520000

　管理费用——其他费用　　20000

　贷：银行存款　　1540000

（四）银行存款的明细核算与银行存款余额调节表

为了详细、及时地反映银行存款的收支和结存情况，加强对银行存款的管理，便于同银行进行账目核对，医院应当按开户银行、存款种类及币种等，分别设置"银行存款日记账"，按照业务的发生顺序逐笔登记，每日终了应结出余额。

"银行存款日记账"应定期与"银行对账单"核对，至少每月核对一次。月度终了，医院银行存款账面余额与银行对账单余额之间如有差额，则必须逐笔查明原因并进行处理，按月编制"银行存款余额调节表"，调节相符。

医院银行存款账面余额与银行对账单余额产生差额的原因有二：一是双方记账可能有错误；二是存在未达账项。未达账项是指因凭证在传递过程中，造成单位与银行之间入账时间不一致，一方已经入账而另一方尚未入账的账项。产生未达账项的原因有以下几种情况：①银行已收款入账，而医院尚未收款入账；②银行已付款入账，而医院尚未付款入账；③医院已付款入账，而银行尚未付款入账；④医院已收款入账，而银行尚未收款入账。

对未达账项进行调节的方法是将本医院的银行存款余额和银行对账单余额各自加上对方已收而本医院未收的未达账项,减去对方已付而本医院未付的未达账项以后,检查两方余额是否相等。在实际工作中,对未达账项的调整是通过编制“银行存款余额调节表”进行的。

三、零余额账户用款额度的核算

(一)财政授权用款额度和零余额账户用款额度的概念

财政授权用款额度是在财政授权支付方式下财政部门给各预算单位(包括医院)下达的用款限度。在用款额度内,由用款单位签发财政授权支付凭证支用款项。财政为各行政事业单位(包括医院)在商业银行开立零余额账户,用于反映财政授权用款额度的下达、使用情况。

零余额账户是指财政部门和预算单位在办理直接支付和授权支付业务时,先由代理银行根据支付令(拨款凭证,下同),通过财政部门或预算单位零余额账户将资金支付到供应商或收款人账户。支付的资金由代理银行在每天规定的时间内与中国人民银行通过国库单一账户进行清算,将当天支付的所有资金从中国人民银行国库划到上述各账户,当天轧账后,各账户的余额均为零。

零余额账户用款额度是指实行国库集中支付的行政事业单位根据财政部门批复的用款计划收到的财政授权用款额度。

(二)零余额账户用款额度的会计处理

实行国库集中收付制度改革以后,根据国库集中收付制度的特点和要求,在《医院会计制度》会计科目资产类增设“零余额账户用款额度”总账科目,属于资产类科目。

医院的“零余额账户用款额度”总账科目是用于核算实行国库集中支付的医院根据财政部门批复的用款计划收到的零余额账户用款额度,即用于核算医院在财政下达授权支付额度内办理授权支付业务。借方登记医院收到财政支付中心拨付的预算资金额度，贷方登记预算资金额度的支用情况，本科目期末借方余额反映医院尚未支用的零余额账户用款额度。本科目年末应无余额。对于财政授权支付，医院根据代理银行转来的财政授权支付到账通知书和授权支付账户开出的支票作为记账依据。

零余额账户用款额度的主要账务处理如下。

在财政授权支付方式下，收到授权支付到账额度时，根据收到的额度金额，借记本科目，贷记“财政补助收入”科目。

支用零余额账户用款额度时，按照支付金额，借记“医疗业务成本”“财政项目补助支出”等科目，贷记本科目；对于支用额度为购建固定资产、无形资产或购买药品等库存物资发生的支出，还应借记“在建工程”“固定资产”“无形资产”“库存物资”等科目，贷记“待冲基金——待冲财政基金”科目。

从零余额账户提取现金时，借记“库存现金”科目，贷记本科目。

年度终了，依据代理银行提供的对账单中的注销额度，借记“财政应返还额度——财政授权支付”科目，贷记本科目。医院本年度财政授权支付预算指标数大于零余额账户用款额度下达数的，根据未下达的用款额度，借记“财政应返还额度——财政授权支付”科目，贷记“财政补助收入”科目。

医院依据下年年初代理银行提供的额度恢复到账通知书中的恢复额度，借记本科目，贷记“财政应返还额度——财政授权支付”科目。下年度医院收到财政部门批复的上年末未下达零余额账户用款额度时，借记本科目，贷记“财政应返还额度——财政授权支付”科目。

医院零余额账户用款额度核算举例说明如下。

【例3-1-4】医院某月发生零余额账户业务

收到财政授权支付到账额度金额100万元时，会计分录如下：

借:零余额账户用款额度　　1000000

　贷:财政补助收入　　1000000

医院从零余额账户购买药品8.6万元,会计分录如下:

借:库存材料——药品　　86000

　贷:零余额账户用款额度　　86000

年终对账鉴证后,按照有关规定,注销预算医院零余额账户财政授权支付额度。医院凭据财政授权支付额度年终对账鉴证单,将零余额账户财政授权支付额度余额8万元注销。会计分录如下:

借:财政应返还额度　　80000

　贷:零余额账户用款额度　　80000

四、其他货币资金的核算

(一)其他货币资金的概念

其他货币资金是指医院除现金和银行存款以外的其他各种货币资金,即存放地点和用途均与现金和银行存款不同的货币资金,包括银行本票存款、银行汇票存款、信用卡存款等。

银行本票存款是指申请人将款项交存银行,由银行签发给其在同城凭以办理转账结算或支取现金的票据,在办理结算之前形成的存款。要注意的问题包括:银行本票与采购金额不一致;银行本票金额大,致使业务员用假发票抵账,贪污余款。

银行汇票是指汇款人将款项交存当地银行,由银行签发给汇款人持往异地办理转账结算或支取现金的票据,在尚未办理结算之前的票据存款。银行汇票要注意以下问题。一是银行汇票使用不合理、不合法。主要表现在超出了使用范围、套取现金;到外地提取现金,用于非法活动;贪污汇票存款,找假发票抵账,使发票单位或收款单位不一致。二是非法转让或贪污银行汇票。也就是说,财会部门收到银行汇票时,不及时存入银行,而是通过背书转让给其他单位,从中获得非法所得。三是收受无效的银行汇票,给医院带来损失。主要表现:接受过期、作废或经涂改的银行汇票;接受非银行签发的银行汇票或假冒的银行汇票;收到的银行汇票的收款人并非本医院。

医院应加强对其他货币资金的管理,及时办理结算,对于逾期尚未办理结算的银行汇票、银行本票等,应按规定及时转回,按《医院会计制度》规定进行相应账务处理。

(二)其他货币资金的账务处理

为了核算其他货币资金,应设置"其他货币资金"科目,属于资产类科目,用来核算医院的银行本票存款、银行汇票存款、信用卡存款等各种其他货币资金收付业务。其借方登记医院其他货币资金的增加数,贷方登记医院其他货币资金的减少数,期末借方余额反映医院实际持有的其他货币资金。

本科目应设置"银行本票存款""银行汇票存款""信用卡存款"等明细科目,进行明细核算。

其他货币资金的主要账务处理如下。

将款项交存银行取得银行本票、银行汇票,按照取得的银行本票、银行汇票金额,借记本科目,贷记"银行存款"科目。使用银行本票、银行汇票发生支付,按照实际支付金额,借记"库存物资"等科目,贷记本科目。如有余款或因本票、汇票超过付款期等原因而退回款项,按照退款金额,借记"银行存款"科目,贷记本科目。

将款项交存银行取得信用卡,按照交存金额,借记本科目,贷记"银行存款"科目。用信用卡购物或支付有关费用,借记有关科目,贷记本科目。医院信用卡在使用过程中,需向其账户续存资金的,按照续存金额,借记本科目,贷记"银行存款"科目。

医院其他货币资金核算举例说明如下。

【例3-1-5】医院某月发生其他货币资金业务

医院为取得银行汇票,按规定存入银行5万元,医院填送"银行汇票申

请书”并将款项5万元交存银行,取得银行汇票后,根据银行盖章退回的申请书存根联,作如下会计分录:

借:其他货币资金——银行汇票存款 50000

贷:银行存款 50000

医院采购人员使用银行汇票购买卫生材料3万元,作如下会计分录:

借:库存物资——卫生材料 30000

贷:其他货币资金——银行汇票存款 30000

第二节 应收款项的核算

医院的应收款项是医院在日常经济业务活动中发生的各种债权,是医院资产的一个组成部分。应收款项包括财政应返还额度、应收在院病人医疗款、应收医疗款、其他应收款、预付账款等。其中,应收在院病人医疗款和应收医疗款是伴随着医院的收入项目发生的。

一、财政应返还额度的核算

财政应返还额度是指实行国库集中支付的医院应收财政返还的资金额度。

为了核算财政应返还额度,应设置“财政应返还额度”科目,属于资产类科目。其借方登记医院本年度财政直接支付预算指标数与财政直接支付实际支出数的差额(财政授权支付)或者零余额账户注销额度数(财政授权支付),贷方登记下年度实际支出的冲减数或下年度恢复额度数。期末借方余额反映医院应收财政返还的资金额度。

本科目应设置“财政直接支付”和“财政授权支付”两个明细科目,进行明细核算。

财政应返还额度的主要账务处理如下。

财政直接支付。年度终了,医院根据本年度财政直接支付预算指标数与当年财政直接支付实际支出数的差额，借记本科目（财政直接支付），贷记“财政补助收入”科目。下年度财政直接支付上年未支付的预算指标数时，借记相关科目，贷记本科目（财政直接支付）。

财政授权支付。年度终了，医院依据代理银行提供的对账单中的注销额度，借记本科目（财政授权支付），贷记“零余额账户用款额度”科目。医院本年度财政授权支付预算指标数大于零余额账户用款额度下达数的，根据未下达的用款额度，借记本科目（财政授权支付），贷记“财政补助收入”科目。下年年初，医院依据代理银行提供的额度恢复到账通知书中的恢复额度，借记“零余额账户用款额度”科目，贷记本科目（财政授权支付）。下年度医院收到财政部门批复的上年末未下达零余额账户用款额度时，借记“零余额账户用款额度”科目，贷记本科目（财政授权支付）。

医院财政应返还额度核算举例说明如下。

【例3-2-1】某医院某年某月发生财政应返还额度业务

医院收到财政国库支付执行机构委托代理银行转来的“财政直接支付入账通知书”和“购入药品明细表”，通知书和明细表中注明的药品支出金额为80万元，代理银行已将80万元划入供应商账户。药品已经验收入库。

借：财政项目补助支出　　800000

　贷：财政补助收入　　800000

同时

借：库存物资——药品　　800000

　贷：待冲基金——待冲财政基金　　800000

医院收到代理银行转来的“财政授权支付额度到账通知书”，通知书中注明的本月授权额度为50万元。医院应将授权额度50万元计入零余额账户用款额度和财政补助收入。

借：零余额账户用款额度　　500000

　贷：财政补助收入　　500000

医院从零余额账户提取现金5万元。

借:库存现金　　50000

　贷:零余额账户用款额度　　50000

二、应收在院病人医疗款的核算

应收在院病人医疗款是指医院因提供医疗服务而应向住院病人收取的医疗款。

为了核算应收在院病人医疗款,应设置“应收在院病人医疗款”科目,属于资产类科目。其借方登记医院向住院病人收取医疗款,其贷方登记向住院病人结算医疗费收到的金额,或者结转住院病人自负部分以外的应收医疗款或结转病人结算欠费的金额。期末借方余额反映医院尚未结算的应收在院病人医疗款。医院应当按照住院病人对应收在院病人医疗款进行明细核算。

应收在院病人医疗款的主要账务处理如下。

发生应收住院病人医疗款时,按照应收未收金额,借记本科目,贷记“医疗收入”科目。

住院病人办理出院手续,结算医疗费时,如病人应付的医疗款金额大于其预交金额,应按病人补付金额,借记“库存现金”“银行存款”等科目,按病人预交金额,借记“预收医疗款”科目,按病人应付的医疗款金额,贷记本科目;如病人应付的医疗款金额小于其预交金额,应按病人预交金额,借记“预收医疗款”科目,按病人应付的医疗款金额,贷记本科目,按退还给病人的差额,贷记“库存现金”“银行存款”等科目。结转住院病人自负部分以外的应收医疗款或结转病人结算欠费,按应收在院病人医疗款总额中扣除病人自负部分以外的金额或病人结算欠费金额,借记“应收医疗款”科目,贷记本科目。

医院应收在院病人医疗款核算举例说明如下。

【例3-2-2】医院某年某月发生应收在院病人医疗款业务

收到住院病人预交金银行支票2万元已入账。会计分录如下:

借:银行存款　　20000

　贷:预收医疗款　　20000

医院与住院病人结算医药费2.2万元。医药费大于预交金2000元。其会计分录如下:

医院向住院病人收取医药费时

借:应收在院病人医疗款　　22000

　贷:医疗收入——住院收入　　22000

结算医药费,病人支付现金2000元时

借:库存现金　　2000

　　预收医疗款　　20000

　贷:应收在院病人医疗款　　22000

如果病人结算医药费时发生欠费,则作如下会计分录:

借:应收医疗款　　2000

　　预收医疗款　　20000

　贷:应收在院病人医疗款　　22000

医院收回病人欠费时,作如下会计分录:

借:库存现金或银行存款　　2000

　贷:应收医疗款　　2000

三、应收医疗款的核算

应收医疗款是指医院因提供医疗服务而应向门诊病人、出院病人、医疗保险机构等收取的医疗款。

为了核算应收医疗款,应设置"应收医疗款"科目,属于资产类科目。其借方登记门诊病人欠费金额和产生的医疗费中应由医疗保险机构等负担的部分以及住院病人出院结算时结转出院病人自负部分以外的应收医疗款或结转出院病人结算欠费;贷方登记收到病人等交来的医疗欠费和同医疗保险机构结算应收医疗款或批准核销无法收回的应收医疗款[①]。期末借方余额反映医院尚未收回的应收医疗款金额。

本科目应当按照门诊病人、出院病人、医疗保险机构等设置明细账，进行明细核算。

应收医疗款的主要账务处理如下。

结算门诊病人医疗费时，发生病人欠费的，按应收未收金额，借记本科目，贷记“医疗收入”科目。

门诊病人产生的医疗费中应由医疗保险机构等负担的部分，借记本科目，贷记“医疗收入”科目。

住院病人办理出院手续结算医疗费时，结转出院病人自负部分以外的应收医疗款或结转出院病人结算欠费，按应收在院病人医疗款总额中扣除病人自负部分以外的金额或病人结算欠费金额，借记本科目，贷记“应收在院病人医疗款”科目。

收到病人等交来的医疗欠费时，按照实际收到的金额，借记“银行存款”“库存现金”等科目，贷记本科目。

同医疗保险机构结算应收医疗款时，按照实际收到的金额，借记“银行存款”科目，按照医院因违规治疗等管理不善原因被医疗保险机构拒付的金额，借记“坏账准备”科目，按照应收医疗保险机构的金额，贷记本科目，按照借贷方之间的差额，借记或贷记“医疗收入——门诊收入、住院收入(结算差额)”科目。

医院应当于每年年度终了，对应收医疗款进行全面检查，计提坏账准备。对于账龄超过规定年限、确认无法收回的应收医疗款，应当按照有关规定报经批准后，按照无法收回的应收医疗款金额，借记“坏账准备”科目，贷记本科目。

如果已转销的应收医疗款在以后期间又收回，应按实际收回的金额，借记本科目，贷记“坏账准备”科目；同时，借记“银行存款”等科目，贷记本科目。

---

①柳建梅. 关于加强公立医院医疗应收款管理的思考[J]. 中国集体经济，2015(12)：134-135.

医院应收医疗款核算举例说明如下。

【例3-2-3】医院某年某月发生应收医疗款业务

6日,门诊收费处报来门诊收入日报表,收医药费3万元,其中,收取现金2万元,合同记账9000元,欠费1000元。财会部门根据门诊收入日报表,填制记账凭单,作会计分录如下:

借:库存现金 20000

应收医疗款——某医疗保险机构 9000

应收医疗款——门诊某病人 1000

贷:医疗收入——门诊收入 30000

21日,医院收回门诊病人欠费1000元,收到医疗保险机构结算款9000元。已经存入银行。

借:银行存款 10000

贷:应收医疗款——某医疗保险机构 9000

应收医疗款——门诊某病人 1000

年度终了,对期限超过3年、确认无法收回的应收医疗款950元,在坏账准备账中予以冲销,则会计分录如下:

借:坏账准备 950

贷:应收医疗款 950

四、其他应收款的核算

其他应收款是指医院除财政应返还额度、应收在院病人医疗款、应收医疗款、预付账款以外的其他各项应收、暂付款项,包括职工预借的差旅费、拨付的备用金、应向职工收取的各种垫付款项、应收长期投资的利息或利润等。

为了核算其他应收款,应设置"其他应收款"科目,属于资产类科目。其借方登记其他应收款的增加数,其贷方登记其他应收款的减少数。期末借方余额反映医院尚未收回的其他应收款金额。

本科目应按其他应收款的项目分类以及不同的债务人设置明细账，进行明细核算。

其他应收款的主要账务处理如下。

持有长期股权投资期间，被投资医院宣告分派利润时，按应享有的份额，借记本科目，贷记“其他收入——投资收益”科目。实际收到所分派的利润，按照实际收到的金额，借记“银行存款”科目，贷记本科目。

持有的分期付息、到期还本的长期债券投资，已到付息期而尚未领取的利息，应于确认利息收入时，借记本科目，贷记“其他收入——投资收益”科目。实际收到利息，按实际收到的金额，借记“银行存款”科目，贷记本科目。

到期一次还本付息的长期债券投资应收取的利息，在“长期投资”科目核算，不在本科目核算。

发生的其他各种应收、暂付款项等，借记本科目，贷记“银行存款”“库存现金”等科目；收回或转销各种款项时，借记“库存现金”“银行存款”等科目，贷记本科目。

实行定额备用金制度的医院，对于领用的备用金应定期向财会部门报销。财会部门根据报销数用现金补足备用金定额时，借记有关科目，贷记“库存现金”“银行存款”科目，报销数和拨补数都不再通过本科目核算。

医院应当于每年年度终了，对其他应收款进行全面检查，计提坏账准备。对于账龄超过规定年限、确认无法收回的其他应收款，应当按照有关规定报经批准后，按照无法收回的其他应收款金额，借记“坏账准备”科目，贷记本科目。

如果已转销的其他应收款在以后期间又收回，应按实际收回的金额，借记本科目，贷记“坏账准备”科目；同时，借记“银行存款”等科目，贷记本科目。

医院其他应收款核算举例说明如下。

【例3-2-4】医院某年发生其他应收款业务

医院持有的分期付息3年到期还本的长期债券投资，已到付息期而尚未领取的利息1000元。

借：其他应收款　　1000

　贷：其他收入——投资收益　　1000

收到长期债券利息1000元，存入银行。

借：银行存款　　1000

　贷：其他应收款　　1000

某职工经领导批准，向财会部门领取备用金600元。

借：其他应收款——备用金　　600

　贷：库存现金　　600

第三节　投资的核算

一、长期投资的核算

对外投资是指医院以货币资金购买国家债券或以实物、无形资产等开展的投资活动。对外投资按照投资回收期的长短分为长期投资和短期投资。医院的对外投资在取得时，应当以实际支付的款项（以货币资金的方式对外投资）或者所转让非现金资产的评估确认价值（以实物或无形资产的方式对外投资）作为入账价值。投资期内取得的利息、红利等各项投资收益，不予预计，应当在实际收到时计入当期收入。转让债券取得的价款或债券到期收回的本息与其账面成本的差额，应当计入当期收入。

长期投资的核算主要讲述长期投资的取得、持有期间投资收益以及处置的核算。

(一)长期投资的概念

长期投资是指医院持有时间准备超过1年(不含1年)的各种股权性质的投资以及购入的在1年内(含1年)不能变现或不准备随时变现的债权性质的投资。

(二)长期投资账户的设置

为了核算长期投资,医院应设置“长期投资”科目,属于资产类科目。其借方登记长期投资的增加数,其贷方登记长期投资的减少数。期末借方余额反映医院持有的长期投资的价值。

本科目应当设置“股权投资”“债权投资”两个一级明细科目,并在一级明细科目下按股权投资被投资医院和债权投资的种类设置明细账,进行明细核算。到期一次还本付息的长期债权投资,还应在“债权投资”一级明细科目下设置“成本”“应收利息”两个明细科目,进行明细核算。

(三)长期股权投资的核算

1.长期股权投资取得的账务处理

长期股权投资在取得时,按照取得时的实际成本作为其初始投资成本。

以货币资金取得的长期股权投资,按照实际支付的全部价款(包括购买价款以及税金、手续费等相关费用)作为投资成本,借记本科目,贷记“银行存款”等科目。

以固定资产取得的长期股权投资,按照评估价加上发生的相关税费作为投资成本,借记本科目,按照投出固定资产已提的折旧,借记“累计折旧”科目,按发生的相关税费,贷记“银行存款”“应缴税费”等科目,按投出固定资产的账面余额,贷记“固定资产”科目,按其差额,贷记“其他收入”科目或借记“其他支出”科目。

以已入账无形资产取得的长期股权投资,按照评估价加上发生的相关税费作为投资成本,借记本科目,按照投出无形资产已提的摊销额,借记“累计摊销”科目,按发生的相关税费,贷记“银行存款”“应缴税费”等科目，按照投出无形资产的账面余额，贷记“无形资产”科目，按其差额，贷记“其他收入”科目或借记“其他支出”科目。以未入账的无形资产取得的长期股权投资，按照评估价加上发生的相关税费作为投资成本，借记本科目，按发生的相关税费，贷记“银行存款”“应缴税费”等科目，按其差额，贷记“其他收入”科目。

无偿调入的长期股权投资，按在调出医院的原账面价值加上发生的相关税费作为其投资成本，借记本科目，按发生的相关税费，贷记“银行存款”“应缴税费”等科目，按其差额，贷记“其他收入”科目。

医院长期股权投资取得核算举例说明如下。

【例3-3-1】某市人民医院某年发生长期股权投资取得业务

医院以货币资金30万元对××医院进行股权投资，发生的手续费等5000元，款项全部通过银行结算。财会部门根据有关凭证，填制记账凭单，作会计分录如下：

借：长期投资——股权投资　　305000

　贷：银行存款　　305000

医院将其所拥有的某项专利权对外进行长期投资，其账面余额为9万元，已提的摊销额5万元。评估确认其价值为16万元。财会部门根据有关凭证，填制记账凭单，作会计分录如下：

借：长期投资——股权投资　　160000

　　累计摊销　　50000

　贷：无形资产——××专利权　　90000

　　　其他收入　　120000

2.长期股权投资收益的账务处理

长期股权投资持有期间，应当采用成本法核算。成本法是指投资医院的长期股权投资账户，按原始取得成本入账后，始终保持原资金额，不随被投资医院的营业结果发生增减变动的一种会计处理方法。即采用成本法核算的长期股权投资，除非追加（或收回）投资，长期股权投资的账面价值一般保持不变。

被投资医院宣告分派利润时，按照宣告分派的利润中属于医院应享有的份额，确认当期投资收益，借记“其他应收款”科目，贷记“其他收入——投资收益”科目。实际收到利润时，按照实际收到的金额，借记“银行存款”等科目，贷记“其他应收款”科目。

医院长期股权投资收益核算举例说明如下。

【例3-3-2】某市人民医院某年发生长期股权投资收益业务

被投资医院宣告分派利润，医院从被投资医院分得利润2万元。财会部门根据有关凭证，填制记账凭单，作会计分录如下：

借：其他应收款　20000

　贷：其他收入——投资收益　20000

医院实际收到利润2万元，存入银行。

借：银行存款　20000

　贷：其他应收款　20000

3.处置长期股权投资的账务处理

处置长期股权投资时，按照实际取得的价款，借记“银行存款”等科目，按照所处置长期股权投资的账面余额，贷记本科目，按照尚未领取的已宣告分派的利润，贷记“其他应收款”科目，按照其差额，借记或贷记“其他收入——投资收益”科目。

医院处置长期股权投资核算举例说明如下。

【例3-3-3】某医院某年发生处置长期股权投资业务

医院原持有A医院60%的股权，现决定出售A医院10%的股权，实际取得的价款30万元，已存入银行。其中，已宣告分派但尚未领取的利润为5000元。所处置长期股权投资的账面余额为27万元。财会部门根据有关凭证，填制记账凭单，作会计分录如下：

借：银行存款　300000

　贷：长期投资——股权投资　270000

　　其他应收款　5000

　　其他收入——投资收益　25000

（四）长期债权投资的核算

1. 长期债权投资取得的账务处理

长期债权投资在取得时，应当按照取得时的实际成本作为其初始投资成本。

以货币资金购入的长期债权投资，按照实际支付的全部价款（包括购买价款以及税金、手续费等相关费用）作为其投资成本，借记本科目，贷记“银行存款”等科目。

无偿调入的长期债权投资，按在调出医院的原账面价值加上发生的相关税费作为其投资成本，借记本科目，按发生的相关税费，贷记“银行存款”“应缴税费”等科目，按其差额，贷记“其他收入”科目。

医院长期债权投资取得核算举例说明如下。

【例3-3-4】某市人民医院某年发生长期债权投资取得业务

1月6日，医院以银行存款购买5万元的3年期国库券，年利率为3.67%，到期一次付息。

借：长期投资——债权投资——成本　　50000

　贷：银行存款　　50000

该医院收到无偿调入的长期债权投资，其账面价值为9万元。转让期间发生相关费用1000元，已用银行存款支付。财会部门根据有关凭证，填制记账凭单，作会计分录如下：

借：长期投资——债权投资　　91000

　贷：银行存款　　1000

　　其他收入　　90000

2. 长期债权投资收益的账务处理

长期债权投资持有期间，应当按照票面价值与票面利率按期计算确认利息收入。如为到期一次还本付息的债权投资，借记本科目（债权投资——应收利息），贷记“其他收入——投资收益”科目；如为分期付息、到期还本的债权投资，借记“其他应收款”科目，贷记“其他收入——投资收益”科目。

医院长期债权投资收益核算举例说明如下。

【例3-3-5】某市人民医院某年发生长期债权投资收益业务

上例中，医院购入5万元的3年期国库券，年利率为3.69%，到期一次付息。财会部门根据有关凭证，填制记账凭单，作会计分录如下：

本月末应确认的利息收入为：50000×3.69%÷12=153.75（元）。

借：长期投资——债权投资——应收利息　153.75

　贷：其他收入——投资收益　153.75

若上例中国库券为半年付息一次，本月末应确认的利息收入为153.75元。财会部门根据有关凭证，填制记账凭单，作会计分录如下：

借：其他应收款　153.75

　贷：其他收入——投资收益　153.75

半年付息时

借：银行存款　（153.75×6）922.5

　贷：其他应收款　922.5

3.处置长期债权投资的账务处理

出售长期债权投资或到期收回长期债权投资本息，按照实际收到的金额，借记“银行存款”等科目，按照债券初始投资成本和已计未收利息金额，贷记本科目（债权投资），或“其他应收款”科目，按照其差额，贷记或借记“其他收入——投资收益”科目。

医院处置长期债权投资核算举例说明如下。

【例3-3-6】某医院某年发生处置长期债权投资业务

转让一笔的到期一次还本付息债券，其成本为10万元，已计利息为2万元，实际收到价款为15万元，存入银行。其会计分录如下：

借：银行存款　150000

　贷：长期投资——债权投资——成本　100000

　　长期投资——债权投资——应收利息　20000

　　其他收入——投资收益　30000

二、短期投资的核算

（一）短期投资的概念

短期投资是指医院购入能随时变现并且持有时间不准备超过1年（含1年）的投资，主要指短期国债。

医院可按照国家规定购买各种有价证券。医院购买的各种有价证券，应作为货币资金妥善保管，保证账证相符。

（二）短期投资的账务处理

为了对短期投资进行核算，应设置“短期投资”科目，属于资产类科目。其借方登记医院取得短期投资的实际成本，贷方登记医院出售或收回短期投资的实际成本，期末借方余额反映医院持有的短期投资的实际成本。本科目应按债券的种类设置明细账，进行明细核算。

短期投资的主要账务处理如下。

医院的短期投资在取得时，应当按照取得时的实际成本（包括购买价款以及税金、手续费等相关费用）作为投资成本，借记本科目，贷记“银行存款”等科目。

短期投资持有期间收到利息等投资收益时，按实际收到的金额，借记“银行存款”等科目，贷记“其他收入——投资收益”科目。

出售短期投资或到期收回短期债券本息，按实际收到的金额，借记“银行存款”科目，按出售或收回短期投资的成本，贷记本科目，按其差额，借记或贷记“其他收入——投资收益”科目。

医院短期投资核算举例说明如下。

【例3-3-7】某医院某月发生短期投资业务

医院购入年利率为3.56%、1年期的国债2万元。

借：短期投资　　20000

　贷：银行存款　　20000

两个月后该医院将该批国债全部转让，收进款项20200元。

借:银行存款　　　　　　　　　　　　　　　　　　20200
　贷:短期投资　　　　　　　　　　　　　　　　　　20000
　　其他收入——投资收益　　　　　　　　　　　　　200

第四节　存货与固定资产的核算

一、存货的核算

存货是指医院为开展医疗服务及其他活动而储存的低值易耗品、卫生材料、药品、其他材料等物资。医院存货的核算主要包括库存物资的核算和在加工物资的核算。

(一)库存物资的核算

库存物资是指医院为开展医疗服务及其辅助活动而储存的药品、卫生材料、低值易耗品和其他材料等物资。

为了核算库存物资,医院应设置“库存物资”科目,属于资产类科目。其借方登记取得库存物资的实际成本,其贷方登记减少库存物资的实际成本,期末借方余额反映医院库存物资的实际成本。

本科目应当按照库存物资的类别,如“药品”“卫生材料”“低值易耗品”“其他材料”等设置一级明细科目。“药品”一级明细科目下应设置“药库”“药房”两个二级明细科目,并按“西药”“中成药”“中草药”进行明细核算。

医院物资管理等部门应当在本科目明细账下,按品名、规格等设置数量金额明细账。

库存物资的主要账务处理如下。

1.库存物资取得的核算

库存物资在取得时,应当以其成本入账。取得库存物资单独发生的运杂费，能够直接计入医疗业务成本的，计入医疗业务成本；不能直接计入医疗业务成本的，计入管理费用。

外购的库存物资，其成本按照采购价格（含增值税税额）确定。外购的物资验收入库，按确定的成本，借记本科目，贷记“银行存款”“应付账款”等科目。

使用财政补助、科教项目资金购入的物资验收入库，按确定的成本，借记本科目，贷记“待冲基金”科目；同时，按照实际支出金额，借记“财政项目补助支出”“科教项目支出”等科目，贷记“财政补助收入”“零余额账户用款额度”“银行存款”等科目。

自制的库存物资加工完成并验收入库，按照所发生的实际成本（包括耗用的直接材料费用、发生的直接人工费用和分配的间接费用），借记本科目，贷记“在加工物资”科目。

委托外医院加工收回的库存物资，按照所发生的实际成本（包括加工前发出物资的成本和支付的加工费），借记本科目，贷记“在加工物资”科目。

接受捐赠的库存物资，其成本比照同类或类似物资的市场价格或有关凭据注明的金额确定。接受捐赠的物资验收入库，按照确定的成本，借记本科目，贷记“其他收入”科目。

医院库存物资取得核算举例说明如下。

【例3-4-1】某医院某年发生库存物资取得业务

医院从医药公司购入西药药品一批，药品价款（含增值税税额）25400元，运杂费500元，已开出银行支票付清货款和运费，药品已验收入药库。其会计分录如下：

借：库存物资——药品——药库——西药　　25900

　贷：银行存款　　25900

医院制剂室生产甲中药制剂，完成并验收入药库。“制剂产品入库单”列示完工中药制剂800支，每支实际成本10元。其会计分录如下：

借：库存物资——药品——药库——中成药　　8000

　贷：在加工物资——自制物资　　8000

2. 库存物资发出的核算

库存物资在发出时，应当根据实际情况采用个别计价法、先进先出法或者月末一次加权平均法确定发出物资的实际成本。计价方法一经确定，不得随意变更。

个别计价法亦称个别认定法、具体辨认法、分批实际法，其特征是注重所发出存货具体项目的实物流转与成本流转之间的联系，逐一辨认各批发出存货和期末存货所属的购进批别或生产批别，分别按其购入或生产时所确定的单位成本计算各批发出存货和期末存货的成本，即把每一种存货的实际成本作为计算发出存货成本和期末存货成本的基础。对于不能替代使用的存货、为特定项目专门购入或制造的存货以及提供的劳务，通常采用个别计价法确定发出存货的成本。在实际工作中，越来越多的企业采用计算机信息系统进行会计处理，个别计价法可以广泛应用于发出存货的计价，并且该方法确定的存货成本最为准确。

先进先出法是以先购入的存货应先发出（销售或耗用）这样一种存货实物流转假设为前提，对发出存货进行计价。采用这种方法，先购入的存货成本在后购入存货成本之前转出，据此确定发出存货和期末存货的成本。

月末一次加权平均法是指以当月全部进货数量加上月初存货数量作为权数，去除当月全部进货成本加上月初存货成本，计算出存货的加权平均单位成本，以此为基础计算当月发出存货的成本和期末存货的成本的一种方法。

存货单位成本=

$$\frac{\begin{pmatrix}\text{月初库存存货}\\\text{的实际成本}\end{pmatrix}+\sum\left\{\begin{pmatrix}\text{本月某批进货}\\\text{的实际单位成本}\end{pmatrix}\times\begin{pmatrix}\text{本月某批进货}\\\text{的数量}\end{pmatrix}\right\}}{\text{月初库存存货数量}+\text{本月各批进货数量之和}}$$

本月发出存货的成本＝本月发出存货的数量×存货单位成本

本月月末库存存货成本＝月末库存存货的数量×存货单位成本

库存物资发出的具体核算如下。

开展业务活动领用或加工发出库存物资，按照其实际成本，借记“医疗业务成本”“管理费用”“在加工物资”等科目，贷记本科目。

低值易耗品应当于内部领用时一次性摊销，个别价值较高或领用报废相对集中的，可采用五五摊销法。

药房从药库领取药品，按照领取药品的成本，借记本科目，贷记本科目。确认药品收入结转药品成本时，按照发出药品的实际成本，借记“医疗业务成本”科目，贷记本科目。

确认卫生材料收入结转材料成本时，按照发出材料的实际成本，借记“医疗业务成本”科目，贷记本科目。

对外捐赠发出库存物资，按照其实际成本，借记“其他支出”科目，贷记本科目。

使用财政补助、科教项目资金形成的库存物资，应在发出、领用物资时，按发出物资对应的待冲基金金额，借记“待冲基金”科目，贷记本科目。

低值易耗品报废时，按照报废低值易耗品的残料变价收入扣除相关处置费用后的金额，借记“库存现金”“银行存款”等科目，贷记“医疗业务成本”“管理费用”等科目或“应缴款项”科目。

医院库存物资发出核算举例说明如下。

【例3-4-2】医院某年发生库存物资发出业务

制药车间领用各种原材料计价6万元，投入生产，凭领料单入库，会计分录如下：

借：在加工物资——自制物资	60000
贷：库存物资	60000

外科病房领用病人乘坐的轮椅2台，每台轮椅100元，共计200元，会计分录如下：

借:医疗业务成本　　200

　贷:库存物资——低值易耗品　　200

住院处外科领用床单100条,每条50元,共计5000元。领用报废相对集中,应采用五五摊销法。会计分录如下:

领用时

借:库存物资——低值易耗品——在用低值易耗品(床单)　　5000

　贷:库存物资——低值易耗品——在库低值易耗品(床单)　　5000

同时摊销一半的账面价值

借:医疗业务成本——外科住院——低值易耗品摊销　　2500

　贷:库存物资——低值易耗品——低值易耗品摊销　　2500

领用的床单现已报废,残料收入30元,收到现金,则会计分录如下:

报废低值易耗品的残料收入

借:库存现金　　30

　贷:医疗业务成本　　30

报废时摊销另一半的账面价值

借:医疗业务成本——外科住院——低值易耗品摊销　　2500

　贷:库存物资——低值易耗品——低值易耗品摊销　　2500

同时转销全部的低值易耗品已计提在用的摊销额

借:库存物资——低值易耗品——低值易耗品摊销　　5000

　贷:库存物资——低值易耗品——在用低值易耗品　　5000

3.库存物资清查的核算

医院的各种库存物资应当定期进行清查盘点,每年至少盘点一次。对于发生的盘盈、盘亏和毁损等物资,应当先记入“待处理财产损溢”科目,并及时查明原因,根据管理权限报经批准后及时进行账务处理。

“待处理财产损溢”科目用来核算医院在清查财产过程中查明的各种财产盘盈、盘亏和毁损的价值。其借方登记存货的盘亏、毁损数额及盘盈的转销数额,其贷方登记存货的盘盈数额及盘亏的转销数额。期末如为借方余额,反映医院尚未处理的各种财产物资的净损失;如为贷方余额,反映尚未处理的各种财产物资的净溢余。年度终了报经批准处理后,本科目一般应无余额。本科目应当设置“待处理流动资产损溢”“待处理非流动资产损溢”明细科目,进行明细核算。

库存物资清查的具体核算如下。

盘盈的库存物资,按比照同类或类似物资的市场价格确定的价值,借记“库存材料”科目,贷记“待处理财产损溢——待处理流动资产损溢”科目。报经批准处理时,借记“待处理财产损溢——待处理流动资产损溢”科目,贷记“其他收入”科目。

盘亏、毁损的库存物资,按照库存物资账面余额减去该物资对应的待冲基金数额后的金额,借记“待处理财产损溢——待处理流动资产损溢”科目,按该库存物资对应的待冲基金数额,借记“待冲基金”科目,按该库存物资账面余额,贷记“库存材料”科目。报经批准处理时,按照相关待处理财产损溢金额扣除可以收回的保险赔偿和过失人的赔偿等后的金额,借记“其他支出”科目,按照已收回或应收回的保险赔偿和过失人赔偿等,借记“库存现金”“银行存款”“其他应收款”等科目,按照相关待处理财产损溢的账面余额,贷记“待处理财产损溢——待处理流动资产损溢”科目。

医院库存物资清查核算举例说明如下。

【例3-4-3】某医院发生库存物资清查业务

月末,盘点卫生材料库存,发现纱布数量不符,盘亏金额180元;绷带盘盈50卷,每卷10元,价值500元,属于非正常情况,待查明原因。财会部门根据有关凭证,填制记账凭单,作会计分录如下:

盘亏的纱布

借:待处理财产损溢——待处理流动资产损溢　　180

　贷:库存物资——卫生材料　　180

盘盈的绷带

借:库存物资——卫生材料　　500

　贷:待处理财产损溢——待处理流动资产损溢　　500

查明原因后,经领导批准将盘亏纱布金额转入"其他支出";盘盈的绷带金额转入"其他收入"。其会计分录如下:

经批准,将盘亏纱布金额转入"其他支出"

借:其他支出　　180

　贷:待处理财产损溢——待处理流动资产损溢　　180

经批准,盘盈的绷带金额转入"其他收入"

借:待处理财产损溢——待处理流动资产损溢　　500

　贷:其他收入　　500

(二)在加工物资的核算

医院为了解决临床医疗和科研工作的需要,补充医药部门药品材料供应的不足,需要自制或委托加工各种药品和卫生材料等。所谓在加工物资,指医院自制或委托外医院加工的各种药品、卫生材料等物资。

为了核算在加工物资,医院应设置"在加工物资"科目,属于资产类科目。其借方登记自制或委托外医院加工物资的实际成本;其贷方登记结转完工后并验收入库的物资所发生的实际成本。期末借方余额反映医院自制或委托外医院加工但尚未完工的各种物资的实际成本。

本科目应设置"自制物资""委托加工物资"两个一级明细科目,并按照物资类别或品种设置明细账,进行明细核算。

自制药品、卫生材料等的,应当在本科目的相关明细科目下归集自制物资发生的直接材料、直接人工(专门从事物资制造工人的人工费)等直接费用;自制多种药品、卫生材料发生的间接费用,在本科目的"自制物资"一级明细科目下单独设置"间接费用"二级明细科目予以归集,会计期末,再按一定的分配标准和方法,分配计入有关药品、卫生材料的成本。

在加工物资的主要账务处理如下。

1.自制物资的核算

为自制物资领用库存药品、材料等，借记本科目（自制物资——××药品、材料），贷记“库存物资”科目。

专门从事物资制造的人员发生的直接人工费用，借记本科目（自制物资——××药品、材料），贷记“应付职工薪酬”“应付福利费”“应付社会保障费”等科目。

为自制物资发生其他直接费用，借记本科目（自制物资——××药品、材料），贷记“银行存款”等科目。

为自制物资发生的间接费用，借记本科目（自制物资——间接费用），贷记“银行存款”“应付职工薪酬”等科目。

期末按照受益对象及规定的标准和方法分配间接费用时，借记本科目（自制物资——××药品、材料），贷记本科目（自制物资——间接费用）。

间接费用一般可以按生产工人工资、生产工人工时、机器工时、耗用材料的数量或成本、直接费用（直接材料和直接人工）或药品、材料产量等进行分配。医院可根据自己的具体情况自行选择分配方法。分配方法一经确定，不得随意变更。

已经制造完成并验收入库的药品、卫生材料，按所发生的实际成本（包括耗用的直接材料费用、发生的直接人工费用和分配的间接费用），借记“库存物资”科目，贷记本科目。

医院自制物资核算举例说明如下。

【例3-4-4】医院某年自制物资业务

为了自制甲药品，制剂室领用中草药1万元，包装袋200元。财会部门根据有关凭证，填制记账凭单，作会计分录如下：

借：在加工物资——自制物资——甲药品　　10200

　贷：库存物资——药品——药库——中草药　　10000

　　库存物资——低值易耗品　　200

以现金支付制剂室本月份职工工资津贴奖金。其中，专门从事甲中成药生产职工的工资3000元、津贴2000元、奖金500元。财会部门根据有关凭证，填制记账凭单，作会计分录如下：

借：在加工物资——自制物资——甲药品　　5500

　贷：应付职工薪酬　　5500

总务部门缴来转账通知单，截至本月末制剂室共用电费600元、水费200元。财会部门根据有关凭证，填制记账凭单，作会计分录如下：

借：在加工物资——自制物资——间接费用　　800

　贷：管理费用——水电费　　800

月末，制剂室缴来经药库签收的甲药品入库单，甲药品全部完工验收入库，总成本为15900万元。财会部门根据甲药品成本计算单等有关凭证，填制记账凭单，作会计分录如下：

借：库存物资——药品——药库——甲药品　　15900

　贷：在加工物资——自制物资——甲药品　　15900

2.委托加工物资的核算

发给外医院加工的药品、卫生材料等，按照其实际成本，借记本科目，贷记“库存物资”科目。

支付加工费用，按实际支付的金额，借记本科目，贷记“银行存款”等科目。

委托加工完成的药品、卫生材料等验收入库，按加工前发出物资的成本和加工成本，借记“库存物资”科目，贷记本科目。

医院委托加工物资核算举例说明如下。

【例3-4-5】医院某年发生委托加工物资业务

总务科领用镀锌板10张，每张3000元，其他材料300元。为外单位加工水桶40个，以现金支付加工费800元，加工完毕验收入库。财会部门根据有关凭证，填制记账凭单，作会计分录如下：

材料出库时

借：在加工物资——委托加工物资　　30300

　贷：库存物资——其他材料　　30300

支付加工费时

借：在加工物资——委托加工物资　800

　贷：库存现金　800

成品验收入库时

借：库存物资——低值易耗品　31100

　贷：在加工物资——委托加工物资　31100

二、固定资产的核算

固定资产的核算主要是对固定资产的取得、计提折旧、更新改造等后续支出、处置以及清查的核算。

（一）固定资产的概念与分类

固定资产是指医院持有的预计使用年限在1年以上（不含1年）、单位价值在规定标准以上、在使用过程中基本保持原有物质形态的有形资产。单位价值虽未达到规定标准，但预计使用年限在1年以上（不含1年）的大批同类物资，应作为固定资产管理。单位价值规定标准为1000元及以上，其中，专业设备单位价值在1500元及以上。

医院固定资产包括房屋及建筑物、专用设备、一般设备和其他固定资产。需要注意：一是对于应用软件，如果其构成相关硬件不可缺少的组成部分，应当将该软件价值包括在所属硬件价值中，一并作为固定资产进行核算；如果其不构成相关硬件不可缺少的组成部分，应当将该软件作为无形资产核算。二是医院的图书应当参照固定资产进行管理，不计提折旧。

（二）固定资产的账户设置

为了核算固定资产，医院一般需要设置"固定资产""累计折旧""在建工程""固定资产清理""待处理财产损溢——待处理非流动资产损溢"等科目，核算固定资产取得、计提折旧、处置、清查等情况。

"固定资产"科目，属于资产类科目，用来核算医院固定资产的原价。其借方登记医院增加的固定资产原价，其贷方登记医院减少的固定资产原价，期末借方余额反映医院期末固定资产的账面原价。医院应当设置“固定资产登记簿”和“固定资产卡片”，按固定资产类别、使用部门和每项固定资产设置明细账，进行明细核算。医院应当在固定资产明细账中登记每项固定资产原价中财政补助资金、科教项目资金、其他资金的金额及其所占的比例。出租、出借或作为担保的固定资产，应设置备查簿进行登记。经营租入的固定资产，应当另设辅助簿进行登记，不在本科目核算。

“累计折旧”科目，属于“固定资产”的备抵科目，核算医院固定资产计提的累计折旧。贷方登记医院计提的固定资产折旧，借方登记处置固定资产转出的累计折旧，期末贷方余额反映医院提取的固定资产的累计折旧额。本科目应当按照所对应固定资产的类别及项目设置明细账，进行明细核算。

“在建工程”科目，属于资产类科目，核算医院为建造、改建、扩建及修缮固定资产以及安装设备而进行的各项建筑、安装工程所发生的实际成本。借方登记医院各项在建工程的实际支出，贷方登记完工工程转出的成本，期末借方余额反映医院尚未完工的在建工程发生的实际成本。本科目应当按照具体工程项目等进行明细核算。

“固定资产清理”科目，属于资产类科目，核算医院因出售、报废、毁损等原因转入清理的固定资产净值及其清理过程中所发生的清理费用和清理收入等。借方登记转出的固定资产价值、清理过程中应支付的相关税费及其他费用，贷方登记固定资产清理完成的处理。本科目期末如为借方余额，反映医院尚未清理完毕的固定资产清理净损失；如为贷方余额，反映医院尚未清理完毕的固定资产清理净收益。本科目应当按照“处置资产净额”、“处置净收入”以及被清理的固定资产项目设置明细账，进行明细核算[①]。

“待处理财产损溢”，属于资产类科目，核算医院在清查财产过程中查明的各种财产盘盈、盘亏和毁损的价值。借方登记存货的盘亏、毁损数额

①吕霞，李为，辛咏萍，等. 大型公立医院固定资产盘点管理系统设计与实现[J]. 中国数字医学，2023，18(10)：38-43.

及盘盈的转销数额，贷方登记存货的盘盈数额及盘亏的转销数额。期末如为借方余额，反映医院尚未处理的各种财产物资的净损失；如为贷方余额，反映尚未处理的各种财产物资的净溢余。年度终了报经批准处理后，本科目一般应无余额。本科目应当设置“待处理流动资产损溢”“待处理非流动资产损溢”明细科目，进行明细核算。盘盈、盘亏和毁损的固定资产在“待处理财产损溢——待处理非流动资产损溢”明细科目中核算。

（三）固定资产取得的账务处理

医院取得的固定资产，应当按取得时的实际成本作为入账成本。

1.外购固定资产的账务处理

外购固定资产的成本包括实际支付的买价、相关税费以及使固定资产达到交付使用状态前所发生的可直接归属于该项资产的运输费、装卸费、安装费和专业人员服务费等。以一笔款项购入多项没有单独标价的固定资产，按照各项固定资产同类或类似资产市场价格的比例对总成本进行分配，分别确定各项固定资产的入账成本。

购入不需要安装的固定资产，借记“固定资产”科目，贷记“银行存款”“应付账款”等科目。购入需要安装的固定资产，借记“在建工程”科目，贷记“银行存款”“应付账款”等科目。发生安装费用，借记“在建工程”科目，贷记“银行存款”等科目。安装完毕交付使用时，借记“固定资产”科目，贷记“在建工程”科目。

购入固定资产扣留质量保证金的，应当在取得固定资产时，按照确定的成本，借记“固定资产”科目（不需安装）或“在建工程”科目（需要安装），按照实际支付的价款，贷记“银行存款”“应付账款”等科目，按照扣留的质量保证金，贷记“其他应付款”科目；质保期满支付质量保证金时，借记“其他应付款”科目，贷记“银行存款”等科目。

使用财政补助、科教项目资金购入固定资产的，按构成固定资产成本的支出金额，借记“固定资产”科目或“在建工程”科目，贷记“待冲基金”科目；同时，借记“财政项目补助支出”“科教项目支出”科目，贷记“财政补助收入”“零余额账户用款额度”“银行存款”等科目。发生安装费用，使用财政补助资金支付安装费用时，按照支付金额，借记“财政项目补助支出”等科目，贷记“财政补助收入”“零余额账户用款额度”等科目；同时，借记“在建工程”科目，贷记“待冲基金——待冲财政基金”科目。安装完毕交付使用时，借记“固定资产”科目，贷记“在建工程”科目。

医院外购固定资产的核算举例说明如下。

【例3-4-6】医院某年发生外购固定资产业务

医院购入需要安装的医疗设备8万元，发生安装费用3000元，为了保证医疗设备的质量，医院扣留质量保证金1万元。有关款项已由银行存款支付。其会计分录如下：

购入时

借：在建工程　　80000

　贷：银行存款　　70000

　　其他应付款　　10000

发生安装费用

借：在建工程　　3000

　贷：银行存款　　3000

安装完毕交付使用时

借：固定资产　　83000

　贷：在建工程　　83000

3个月的质保期满设备质量合格，支付质量保证金时

借：其他应付款　　10000

　贷：银行存款　　10000

2. 自行建造固定资产的账务处理

自行建造固定资产的成本由该项资产完工交付使用前所发生的全部

必要支出构成，包括工程物资成本、人工成本、缴纳的相关税费、应予资本化的借款费用以及应分摊的间接费用等。“在建工程”科目核算医院建筑工程在建造过程中发生的实际成本。

医院自行建造固定资产包括自营建造和出包建造两种方式。无论采用何种方式，所建工程都应当按照实际发生的支出确定其工程成本并单独核算。

(1)自营方式建造固定资产

医院以自营方式建造固定资产，意味着医院自行组织工程物资采购、自行组织施工人员从事工程施工。实务中，医院较少采用自营方式建造固定资产，多数情况下采用出包方式。医院如有以自营方式建造固定资产，其成本应当按照直接材料、直接人工、直接机械施工费和应分摊的工程管理费用等计量。

医院自营方式建造固定资产，发生的工程成本应通过“在建工程”科目核算。发生工程费用时借记“在建工程”，贷记“银行存款”等科目。工程完工达到预定可使用状态时，从“在建工程”科目转入“固定资产”科目。

医院自营方式建造固定资产的核算举例说明如下。

【例3-4-7】某医院某年发生自营方式建造固定资产业务

医院自建药品仓库500平方米。有关业务如下：

购入工程物资230万元(含装卸搬运费)，价款以转账支票支付。作会计分录如下：

借:在建工程——工程物资	2300000	
贷:银行存款		2300000

工程领用工程物资195万元。作会计分录如下：

借:在建工程——药品库工程	1950000	
贷:在建工程——工程物资		1950000

月末，结转工程应负担的职工薪酬等16万元。已用银行存款支付。作会计分录如下：

借：在建工程——药品库工程　160000

　贷：应付职工薪酬　160000

支付职工薪酬时

借：应付职工薪酬　160000

　贷：银行存款　160000

总务科转来应分摊的水电费9.5万元。作会计分录如下：

借：在建工程——药品库工程　95000

　贷：管理费用　95000

工程完工，清理盘点工程用物资，剩余5.5万元，退回物资仓库。作会计分录如下：

借：在建工程——工程物资　55000

　贷：在建工程——药品库工程　55000

工程完工经验收交付使用，按竣工决算本工程实际成本结转固定资产。作会计分录如下：

借：固定资产——房屋及建筑物　2500000

　贷：在建工程——药品库工程　2500000

（2）出包方式建造固定资产

出包工程又称发包工程，是指医院按照有关规定和《中华人民共和国招标投标法》，通过合同关系将建筑安装工程委托专业化的施工企业负责完成的建筑安装工程。出包工程按照应当支付的工程价款以及所应摊的工程管理费用计价。在出包方式下，医院通过招标方式将工程项目发包给建造承包商（施工企业），由建造承包商组织工程项目施工。医院要与建造承包商签订建造合同，医院是建造合同的甲方，负责筹集资金和组织管理工程建设，通常称为建设单位，建造承包商是建造合同的乙方，负责建筑安装工程施工任务。

医院以出包方式建造固定资产，其成本由建造该项固定资产达到预定可使用状态前所发生的必要支出构成，包括发生的建筑工程支出、安装工程支出以及需分摊计入各固定资产价值的待摊支出。建筑工程、安装工程支出，如人工费、材料费、机械使用费等由建造承包商核算。对于发包医院而言，建筑工程支出、安装工程支出是构成在建工程成本的重要内容，发包医院按照合同规定的结算方式和工程进度定期与建造承包商办理工程价款结算，结算的工程价款计入在建工程成本。待摊支出是指在建设期间发生的，不能直接计入某项固定资产价值，而应由所建造固定资产共同负担的相关费用，包括为建造工程发生的管理费、可行性研究费、临时设施费、公证费、监理费、应负担的税金、符合资本化条件的借款费用、建设期间发生的工程物资盘亏、报废及毁损净损失以及负荷联合试车费等。

在出包方式下，“在建工程”科目主要是医院与建造承包商办理工程价款的结算科目，医院支付给建造承包商的工程价款，作为工程成本通过“在建工程”科目核算。

医院根据工程价款结算账单与施工企业结算工程价款时，按医院应承付的工程价款，借记“在建工程”科目，贷记“银行存款”等科目。使用财政补助资金向施工企业支付工程款时，按照支付金额，借记“财政项目补助支出”科目，贷记“财政补助收入”“零余额账户用款额度”等科目；同时，借记“在建工程”科目，贷记“待冲基金——待冲财政基金”科目。医院为建筑工程借入的专门借款的利息，属于建设期间发生的，计入在建工程成本，借记“在建工程”科目，贷记“长期借款”科目。工程完工交付使用时，按建筑工程所发生的实际成本，借记“固定资产”科目，贷记“在建工程”科目。

医院出包方式建造固定资产的核算举例说明如下。

【例3-4-8】医院某年发生出包方式建造固定资产业务

医院新建制剂室，预付工程款30万元，作会计分录如下：

借:在建工程——制剂室工程　　300000

　贷:银行存款　　300000

该工程完工验收合格,交付使用,按照竣工决算和合同需补付工程款22万元,同时结转工程款52万元。作会计分录如下:

借:在建工程——制剂室工程　　220000

　贷:银行存款　　220000

借:固定资产——房屋及建筑物　　520000

　贷:在建工程——制剂室工程　　520000

3.融资租入固定资产的账务处理

融资租入固定资产的成本按照租赁协议或者合同确定的价款、运输费、途中保险费、安装调试费等确定。按照确定的成本,借记"固定资产"科目,按租赁协议或合同确定的租赁价款,贷记"长期应付款"科目,按照实际支付的运输费、保险费、安装调试费等相关费用,贷记"银行存款"等科目。

如果融资租入需要安装的设备,借记"在建工程"科目,贷记"银行存款""应付账款""长期应付款"等科目。发生安装费用,借记"在建工程"科目,贷记"银行存款"等科目。设备安装完毕交付使用时,借记"固定资产"科目,贷记"在建工程"科目。

医院融资租入固定资产的核算举例说明如下。

【例3-4-9】医院某年发生融资租入固定资产业务

医院采用融资租赁方式从某公司租入1台不需安装的专用设备,用于专业业务活动,协议价款为60万元,每年年末支付租金10万元,分6年付清。租入该项专用设备时,该医院支付了运杂费等2200元。其会计分录如下:

融资租入固定资产

借:固定资产——融资租入　　602200

　贷:长期应付款　　600000

　　银行存款　　2200

每年年末，支付租金10万元

借：长期应付款　　100000

　贷：银行存款　　100000

（四）固定资产折旧的账务处理

1. 固定资产折旧的概念和影响因素

固定资产折旧是指在固定资产的使用寿命内，按照确定的方法对应计折旧额进行的系统分摊。应计折旧额是指应当计提折旧的固定资产的原价扣除其预计净残值后的余额。

影响医院固定资产折旧的因素主要有以下几个方面。

一是固定资产原价，指固定资产的成本。

二是预计净残值，指假定固定资产预计使用寿命已满并处于使用寿命终了时的预期状态，医院目前从该项资产处置中获得的扣除预计处置费用后的金额。

三是固定资产的使用寿命，指医院使用固定资产的预计期间或者该固定资产所能生产产品或提供劳务的数量。

医院确定固定资产使用寿命时，应当考虑下列因素。①该项资产预计生产能力或实物产量。②该项资产预计有形损耗，如设备使用中发生磨损、房屋建筑物受到自然侵蚀等。③该项资产预计无形损耗，如因新技术的出现而使现有的资产技术水平相对陈旧、市场需求变化使产品过时等。④法律或者类似规定对该项资产使用的限制。某些固定资产的使用寿命可能受法律或类似规定的约束。例如，对于融资租赁的固定资产，根据《医院会计制度》规定，能够合理确定租赁期届满时将会取得租入固定资产所有权的，应当在租入固定资产尚可使用年限内计提折旧；无法合理确定租赁期届满时能够取得租入固定资产所有权的，应当在租赁期与租入固定资产尚可使用年限两者中较短的期间内计提折旧。

2. 计提折旧的固定资产范围

医院应当对除图书外的固定资产计提折旧，在固定资产的预计使用年限内系统地分摊固定资产的成本。在确定计提折旧的范围时还应注意以下几点。

医院一般应当按月提取折旧，当月增加的固定资产，当月不提折旧，从下月起计提折旧；当月减少的固定资产，当月照提折旧，从下月起不提折旧。

固定资产提足折旧后，无论能否继续使用，均不再提取折旧；提前报废的固定资产，也不再补提折旧。所谓提足折旧是指已经提足该项固定资产的应计折旧额。

计提融资租入固定资产折旧时，应当采用与自有固定资产相一致的折旧政策。能够合理确定租赁期届满时将会取得租入固定资产所有权的，应当在租入固定资产尚可使用年限内计提折旧；无法合理确定租赁期届满时能够取得租入固定资产所有权的，应当在租赁期与租入固定资产尚可使用年限两者中较短的期间内计提折旧。

固定资产发生更新改造等后续支出而延长其使用年限的，应当按照更新改造后重新确定的固定资产的成本以及重新确定的折旧年限，重新计算折旧额。

3. 固定资产折旧方法

医院原则上应当根据固定资产的性质，采用年限平均法或工作量法计提折旧。折旧方法一经确定，不得随意变更。确需采用其他折旧方法的，应按规定报经审批，并在会计报表附注中予以说明。医院计提固定资产折旧不考虑预计净残值。

（1）年限平均法

年限平均法又称直线法，是指将固定资产的应计折旧额均衡地分摊到固定资产预计使用寿命内的一种方法。采用这种方法计算的每期折旧额均相等。

由于医院计提固定资产折旧不考虑预计净残值，则计算公式如下：

年折旧率＝1/预计使用寿命（年）×100%

月折旧率＝年折旧率/12

月折旧额＝固定资产原价×月折旧率

采用年限平均法计算固定资产折旧虽然比较简便，但也存在着一些明显的局限性。首先，固定资产在不同使用年限提供的经济效益是不同的。一般来讲，固定资产在其使用前期工作效率相对较高，所带来的经济利益也就多；而在其使用后期，工作效率一般呈下降趋势，因而所带来的经济利益也就逐渐减少。年限平均法不考虑这一因素，明显是不合理的。其次，固定资产在不同的使用年限发生的维修费用也不一样。固定资产的维修费用将随着其使用时间的延长而不断增加，而年限平均法也没有考虑到这一因素。

当固定资产各期负荷程度相同时，各期应分摊相同的折旧费，这时采用年限平均法计算折旧是合理的。但是，如果固定资产各期负荷程度不同，采用年限平均法计算折旧时，则不能反映固定资产的实际使用情况，提取的折旧数与固定资产的损耗程度也不相符。

（2）工作量法

工作量法，是根据实际工作量计算每期应提折旧额的一种方法。由于医院计提固定资产折旧不考虑预计净残值，则其计算公式如下：

单位工作量折旧额＝固定资产原价/预计总工作量

某项固定资产月折旧额＝该项固定资产当月工作量×单位工作量折旧额

4. 固定资产折旧的会计处理

固定资产应当按月计提折旧，计提的折旧应通过“累计折旧”科目核算，并根据用途计入相关资产的成本或者当期损益。

“累计折旧”科目的主要账务处理如下。

按月提取固定资产折旧时，按照财政补助、科教项目资金形成的金额部分，借记“待冲基金”科目，按照应提折旧额中的其余金额部分，借记“医疗业务成本”（医疗及其辅助活动用固定资产）、“管理费用”（行政及后勤管理部门用固定资产)、"其他支出"(经营出租用固定资产)等科目,按照应计提的折旧额,贷记"累计折旧"科目。

对于具有多种用途、混合使用的房屋等固定资产,其应提折旧额应采用合理的方法分摊计入有关科目。

固定资产处置或盘亏时,按照所处置或盘亏固定资产的账面价值减去该资产对应的尚未冲减完毕的待冲基金余额后的金额,借记有关科目,按已提取的折旧,借记"累计折旧"科目,按相关待冲基金余额,借记"待冲基金"科目,按固定资产账面余额,贷记"固定资产"科目。

医院固定资产折旧的核算举例说明如下。

【例3-4-10】某医院5月份发生固定资产计提折旧情况(按年限平均法计提折旧)

用财政补助、科教项目资金形成的实验楼计提折旧7.6万元,专用设备计提折旧9万元。

医疗及其辅助科室活动用房屋建筑物计提折旧13万元,专用设备计提折旧15万元,一般设备计提折旧3万元。

行政及后勤管理部门用房屋建筑物计提折旧6.4万元,运输工具计提折旧5.26万元。

经营出租1台设备,计提折旧2万元。

医院5月份计提折旧的账务处理如下:

借:待冲基金	166000	
医疗业务成本	310000	
管理费用	116600	
其他支出	20000	
贷:累计折旧		612600

(五)固定资产处置的账务处理

医院固定资产处置,是指医院对其占有、使用的资产进行产权转让或者注销产权的行为。处置方式包括出售、出让、转让、对外捐赠、报废、报损以及货币性资产损失核销等。

固定资产在处置(包括出售、报废、毁损、对外投资、无偿调出、对外捐赠等)时,应分别按以下情况进行账务处理。

1.出售、报废、毁损固定资产的账务处理

医院出售、报废、毁损固定资产应转入清理。对固定资产出售、报废、毁损一般通过"固定资产清理"科目进行核算。"固定资产清理"科目应当按照"处置资产净额"、"处置净收入"以及被清理的固定资产项目设置明细账。医院出售、转让、报废固定资产或发生固定资产毁损,应当将处置收入扣除账面价值和相关税费后的金额一般计入"其他收入"或"其他支出"等科目。

医院因出售、出让、转让、对外捐赠、报废、报损以及货币性资产损失核销等处置固定资产,其会计处理一般经过以下几个步骤。

第一,出售、报废、毁损固定资产转入清理时,按照固定资产的账面价值减去该资产对应的尚未冲减完毕的待冲基金余额(对于财政补助、科教项目资金形成的固定资产)后的金额,借记"固定资产清理"科目(处置资产净额),按照已提取的折旧,借记"累计折旧"科目,按照相关待冲基金余额,借记"待冲基金"科目,按照固定资产账面余额,贷记"固定资产"科目。

第二,清理过程中发生的费用和相关税金,按照实际发生额,借记"固定资产清理"科目(处置净收入),贷记"应缴税费""银行存款"等科目。

第三,固定资产出售、报废、毁损所收回的价款、残料价值和变价收入等,借记"银行存款"等科目,贷记"固定资产清理"科目(处置净收入);应当由保险公司或过失人赔偿的损失,借记"库存现金""银行存款""其他应收款"等科目,贷记"固定资产清理"科目(处置净收入)。

第四,清理净损溢的处理。出售、报废、毁损固定资产清理完毕,借记"固定资产清理"科目(处置净收入),贷记"其他收入"科目或"应缴款项"科目(按规定上缴时);同时,借记"其他支出"科目,贷记"固定资产清理"科目(处置资产净额)。

医院出售、报废、毁损固定资产的核算举例说明如下。

【例3-4-11】某医院某年发生出售、报废、毁损固定资产业务

出售固定资产的核算。医院出售的设备(用科教项目资金购入)1台,原价为6万元,累计折旧为2万元,双方协商作价为4.8万元。该医院已收取转账支票,存入银行。

出售固定资产转入清理时

借:待冲基金 40000

累计折旧 20000

贷:固定资产 60000

收取出售价款

借:银行存款 48000

贷:固定资产清理——处置净收入 48000

出售固定资产清理完毕

借:固定资产清理——处置净收入 48000

贷:其他收入 48000

如果按规定该款项应上缴财政时,应作会计分录如下:

借:固定资产清理——处置净收入 48000

贷:应缴款项 48000

固定资产报废和毁损的核算。医院经批准报废台式计算机2台,每台计算机的账面原值为11000元,累计折旧为8000元。共支付清理费用150元,残料收入每台200元。医院的会计处理如下:

经批准报废计算机

借:固定资产清理——处置资产净额 6000

累计折旧 16000

贷:固定资产——一般设备 22000

支付清理费用150元

借:固定资产清理——处置净收入 150

贷:银行存款或库存现金 150

取得残料收入400元

借:银行存款或库存现金　400

　贷:固定资产清理——处置净收入　400

报废固定资产清理完毕

借:固定资产清理——处置净收入　250

　贷:其他收入　250

同时

借:其他支出　6000

　贷:固定资产清理——处置资产净额　6000

2.无偿调出、对外捐赠固定资产的账务处理

无偿调出、对外捐赠固定资产,按照发出固定资产已提的折旧,借记“累计折旧”科目,按照发出固定资产对应的尚未冲减完毕的待冲基金余额,借记“待冲基金”科目,按发出固定资产的账面余额,贷记“固定资产”科目,按其差额,借记“其他支出”科目。

医院无偿调出、对外捐赠固定资产的核算举例说明如下。

【例3-4-12】某医院某年发生无偿调出、对外捐赠固定资产业务

上级批准将1台复印机无偿调出医院,复印机原价3万元,已提的折旧2万元。根据“固定资产调拨单”作如下会计分录:

借:累计折旧　20000

　其他支出　10000

　贷:固定资产　30000

假设上述复印机为财政补助资金购入,复印机尚未冲减完毕的待冲基金余额1万元。其会计分录如下:

借:累计折旧　20000

　待冲基金　10000

　贷:固定资产　30000

(六)固定资产清查的账务处理

为了保证固定资产核算的真实、可靠,医院应经常对固定资产进行盘

点清查。医院的固定资产应当定期进行清查盘点,每年至少盘点一次。一般来说,每年在编制会计决算报告之前应对固定资产进行一次全面清查,平时可以根据需要进行轮流的局部清查。对清查过程中发现的盘盈、盘亏的固定资产,应及时查明原因,并编制固定资产盘盈、盘亏报告表,经会计部门审核汇总后,作为调整固定资产账簿的依据。

对于盘盈、盘亏的固定资产,应当及时查明原因,根据规定的管理权限报经批准后及时进行账务处理。盘盈的固定资产,应当按照同类或类似资产市场价格确定的价值入账,并确认为当期收入;盘亏的固定资产,应先扣除可以收回的保险赔偿和过失人的赔偿等,将净损失确认为当期支出。

对于盘盈、盘亏的固定资产,应当通过"待处理财产损溢——待处理非流动资产损溢"科目核算。医院发现盘盈、盘亏、毁损的财产物资,应当先记入本科目,并及时查明原因,根据管理权限报经批准后及时进行账务处理。年度终了结账前一般应处理完毕。

1.盘盈固定资产的核算

盘盈的固定资产,按照同类或类似资产市场价格确定的价值,借记"固定资产"科目,贷记"待处理财产损溢——待处理非流动资产损溢"科目。

报经批准处理时,借记"待处理财产损溢——待处理非流动资产损溢"科目,贷记"其他收入"科目。

2.盘亏固定资产的核算

盘亏的固定资产,按照固定资产账面价值减去该资产对应的尚未冲减完毕的待冲基金余额后的金额,借记"待处理财产损溢——待处理非流动资产损溢"科目,按已计提的折旧,借记"累计折旧"科目,按相关待冲基金余额,借记"待冲基金"科目,按固定资产的账面余额,贷记"固定资产"科目。

报经批准处理时，按照相关待处理财产损溢金额扣除可以收回的保险赔偿和过失人的赔偿等后的金额，借记“其他支出”科目，按照已收回或应收回的保险赔偿和过失人赔偿等，借记“库存现金”“银行存款”“其他应收款”等科目，按照相关待处理财产损溢余额，贷记“待处理财产损溢——待处理非流动资产损溢”科目。

医院固定资产盘盈、盘亏的核算举例说明如下。

【例3-4-13】某医院某年发生固定资产盘盈、盘亏业务

医院年终盘点，盘盈设备1台，市场上同类设备的市场价格为3万元。其会计分录如下：

盘盈的固定资产时

借：固定资产　30000

　贷：待处理财产损溢——待处理非流动资产损溢　30000

报经批准处理时

借：待处理财产损溢——待处理非流动资产损溢　30000

　贷：其他收入　30000

医院年终盘点，发现丢失冷冻设备1台，原价为5.2万元，已计提折旧2万元。经查，该设备丢失的原因在于保管员看守不当。经批准，由保管员赔偿5000元。其会计分录如下：

发现冷冻设备丢失时

借：待处理财产损溢——待处理非流动资产损溢　32000

　　累计折旧　20000

　贷：固定资产　52000

报经批准后

借：其他应收款　5000

　　其他支出　27000

　贷：待处理财产损溢——待处理非流动资产损溢　32000

第五节 无形资产与其他资产的核算

一、无形资产的核算

(一)无形资产的概念和分类

无形资产是指医院为开展医疗服务等活动或为管理目的而持有的且没有实物形态的非货币性长期资产,包括专利权、非专利技术、商标权、著作权、土地使用权等。医院购入的不构成相关硬件不可缺少组成部分的应用软件,应当作为无形资产核算①。

1.专利权

专利权是指国家专利主管机关依法授予发明创造专利申请人,对其发明创造在法定期限内所享有的专有权利,包括发明专利权、实用新型专利权和外观设计专利权。发明是指对产品、方法或者其改进所提出的新的技术方案。实用新型是指对产品的形状、构造或者其结合所提出的适于实用的新的技术方案。外观设计是指对产品的形状、图案或者其结合以及色彩与形状、图案的结合所作出的富有美感并适用于工业应用的新设计。发明专利权的期限为20年,实用新型专利权和外观设计专利权的期限为10年,均自申请日起计算。

2.非专利技术

非专利技术,也称专有技术,是指不为外界所知、在生产经营活动中已采用了的、不享有法律保护的、可以带来经济效益的各种技术和诀窍。非专利技术一般包括工业专有技术、商业贸易专有技术、管理专有技术等。工业专有技术是指在生产上已经采用,仅限于少数人知道,不享有专利权或发明权的生产、装配、修理、工艺或加工方法的技术知识,可以用蓝

①汪丹梅,阎星云.公立医院无形资产的界定、分类及评估[J].卫生经济研究,2019,36(9):7-9.

图、配方、技术记录、操作方法的说明等具体资料表现出来，也可以通过卖方派出技术人员进行指导或接受买方人员进行技术实习等手段实现；商业贸易专有技术是指具有保密性质的市场情报、原材料价格情报以及用户、竞争对象的情况的有关知识；管理专有技术是指生产组织的经营方式、管理方法、培训职工方法等保密知识。非专利技术并不是专利法的保护对象，它用自我保密的方式来维持其独占性，具有经济性、机密性和动态性等特点。

3.商标权

商标是用来辨认特定的商品或劳务的标记。商标权指专门在某类指定的商品或产品上使用特定的名称或图案的权利。经商标局核准注册的商标为注册商标，包括商品商标、服务商标、集体商标、证明商标；商标注册人享有商标专用权，受法律保护。集体商标是指以团体、协会或者其他组织名义注册，供该组织成员在商事活动中使用，以表明使用者在该组织中的成员资格的标志。证明商标是指由对某种商品或者服务具有监督能力的组织所控制，而由该组织以外的单位或者个人使用于其商品或者服务，用以证明该商品或者服务的原产地、原料、制造方法、质量或者其他特定品质的标志。注册商标的有效期为10年，自核准注册之日起计算。注册商标有效期满，需要继续使用的，应当在期满前6个月内申请续展注册；在此期间未能提出申请的，可以给予6个月的宽展期。宽展期满仍未提出申请的，注销其注册商标。每次续展注册的有效期为10年。

4.著作权

著作权又称版权，指作者对其创作的文学、科学和艺术作品依法享有的某些特殊权利。著作权包括作品署名权、发表权、修改权和保护作品完整权，还包括复制权、发行权、出租权、展览权、表演权、放映权、广播权、信息网络传播权、摄制权、改编权、翻译权、汇编权以及应当由著作权人享有的其他权利。著作权人包括作者和其他依法享有著作权的公民、法人或者其他组织。著作权属于作者，创作作品的公民是作者，由法人或者其他组织主持，代表法人或者其他组织意志创作，并由法人或者其他组织承担责任的作品，法人或者其他组织视为作者。作者的署名权、修改权、保护作品完整权的保护期不受限制。公民的作品，其发表权、复制权、发行权、出租权、展览权、表演权、放映权、广播权、信息网络传播权、摄制权、改编权、翻译权、汇编权以及应当由著作权人享有的其他权利的保护期，为作者终生及其死亡后50年，截至作者死亡后第50年的12月31日；如果是合作作品，截至最后死亡的作者死亡后第50年的12月31日。

（二）无形资产的账务处理

为了核算无形资产，医院应设置“无形资产”科目，属于资产类科目。其借方登记无形资产形成的实际成本，其贷方登记无形资产减少的实际成本，期末借方余额反映医院已入账无形资产的原价。本科目应当按照无形资产的类别和项目设置明细账，进行明细核算。医院应当在无形资产明细账中登记每项无形资产入账成本中财政补助资金、科教项目资金、其他资金的金额及其所占的比例。

无形资产的主要账务处理如下。

1.无形资产取得的账务处理

无形资产在取得时，应当按照取得时的实际成本入账。

购入的无形资产，其成本包括实际支付的购买价款、相关税费以及可归属于该项资产达到预定用途所发生的其他支出。按确定的成本，借记“无形资产”科目，贷记“银行存款”等科目。

使用财政补助、科教项目资金购入无形资产的，按构成无形资产成本的支出金额，借记“无形资产”科目，贷记“待冲基金”科目；同时，借记“财政项目补助支出”“科教项目支出”科目，贷记“财政补助收入”“银行存款”等科目。

自行开发并按法律程序申请取得的无形资产，按依法取得时发生的注册费、聘请律师费等费用，借记“无形资产”科目，贷记“银行存款”等科目。

医院无形资产取得的核算举例说明如下。

【例3-5-1】某医院某年1月发生无形资产取得业务

医院购入一项医疗用品专利权和相关设备，实际支付的价款为900万元。由于专利权和相关设备价款没有分别标明，假定专利权公允价值与相关设备公允价值的相对比例4∶1。该专利权期限为10年。则会计处理如下：

借：无形资产——专利权　　7200000

　　固定资产　　1800000

　贷：银行存款　　9000000

医院自行开发专利权，在各期间研究开发过程中所发生的材料费用、工资及福利费用、租金、借款费用共计600万元，之后按法律程序申请取得的专利权，共计支付注册费、律师费等费用50万元。该专利权期限为8年。其会计处理如下：

在各期间研究开发过程中发生费用

借：管理费用　　6000000

　贷：银行存款等　　6000000

自行开发并按法律程序申请取得的无形资产

借：无形资产——专利权　　500000

　贷：银行存款　　500000

2. 无形资产摊销的账务处理

为了核算无形资产摊销，医院应设置“累计摊销”科目，其是“无形资产”账户的备抵账户，用来核算医院无形资产计提的累计摊销。贷方登记已计提的累计摊销，借方登记处置无形资产转出的累计推销，期末贷方余额反映医院提取的无形资产累计摊销额。本科目应当按照所对应无形资产的类别及项目设置明细账，进行明细核算。无形资产中的“累计摊销”科目类似固定资产中的“累计折旧”科目。

(1)摊销期和摊销方法

医院无形资产应当自取得当月起,在预计使用年限内采用年限平均法分期平均摊销。如预计使用年限超过了相关合同规定的受益年限或法律规定的有效年限,该无形资产的摊销年限按如下原则确定:

合同规定了受益年限但法律没有规定有效年限的,摊销期不应超过合同规定的受益年限;

合同没有规定受益年限但法律规定了有效年限的,摊销期不应超过法律规定的有效年限;

合同规定了受益年限,法律也规定了有效年限的,摊销期不应超过受益年限和有效年限两者之中较短者;

如果合同没有规定受益年限,法律也没有规定有效年限的,摊销期不应超过10年。

(2)无形资产摊销的账务处理

无形资产摊销的主要账务处理如下。

按月计提无形资产摊销时,按照财政补助、科教项目资金形成的金额部分,借记"待冲基金"科目,按照应提摊销额中的其余金额部分,借记"医疗业务成本""管理费用"等科目,按照应计提的摊销额,贷记"累计摊销"科目。

处置无形资产时,按无形资产账面价值减去该资产对应的尚未冲减完毕的待冲基金余额后的金额,借记有关科目,按已计提的累计摊销,借记"累计摊销"科目,按相关待冲基金余额,借记"待冲基金"科目,按无形资产账面余额,贷记"无形资产"科目。

医院无形资产摊销的核算举例说明如下。

【例3-5-2】某医院某年10月发生无形资产推销业务

承接[例3-5-1],假定无形资产的净残值均为零,并按年限平均法摊销。某医院某年10月无形资产摊销会计分录如下:

医院医疗用甲专利权本月摊销额=(7200000÷10)/12=60000(元)

借:医疗业务成本 60000

　贷:累计摊销 60000

医院自行开发专利权本月摊销额=(500000÷8)/12=5200(元)

借:管理费用 5200

　贷:累计摊销 5200

3. 无形资产后续支出的账务处理

与无形资产有关的后续支出,应分别按以下情况处理。

其一,为增加无形资产的使用效能而发生的后续支出,如对软件进行升级或扩展其功能等所发生的支出,应当计入无形资产账面价值,借记"无形资产"科目,贷记"银行存款"等科目。

其二,为了维护无形资产的正常使用而发生的后续支出,如对软件进行漏洞修补等所发生的支出,应当计入当期费用,借记"医疗业务成本""管理费用"等科目,贷记"银行存款"等科目。

医院无形资产后续支出的核算举例说明如下。

【例3-5-3】某医院发生无形资产后续支出业务

医院对财务软件进行升级,发生支出5万元,已用银行存款支付。作会计分录如下:

借:无形资产——财务软件 50000

　贷:银行存款 50000

4. 无形资产处置的账务处理

无形资产的处置主要是指无形资产转让、对外投资、核销等,应予终止确认并转销。处置无形资产时,按无形资产账面价值减去该资产对应的尚未冲减完毕的待冲基金余额后的金额,借记有关科目,按已计提的累计摊销,借记"累计摊销"科目,按相关待冲基金余额,借记"待冲基金"科目,按无形资产账面余额,贷记"无形资产"科目。

无形资产在处置(包括转让、对外投资、核销等)时,应当分别按以下情况处理。

其一,无形资产转让的核算。经批准转让无形资产,按照收到的价款,借记"银行存款"等科目,按所发生的相关税费,贷记"应缴税费""银行存款"等科目,按收到的转让价款扣除相关税费后的金额,贷记"其他收入"科目或"应缴款项"科目(按规定上缴时);同时,按无形资产账面价值减去该资产对应的尚未冲减完毕的待冲基金余额后的金额,借记"其他支出"科目,按已计提的累计摊销,借记"累计摊销"科目,按相关待冲基金余额,借记"待冲基金"科目,按无形资产账面余额,贷记"无形资产"科目。

医院无形资产转让的核算举例说明如下。

【例3-5-4】某医院某年发生无形资产转让业务

医院拥有某项专利技术的成本为100万元,已摊销金额为50万元,该专利技术对应的尚未冲减完毕的待冲基金余额为2万元。医院将该项专利技术出售给C公司,取得出售收入60万元,应缴增值税等相关税费为3.6万元。

借:银行存款	600000	
贷:应缴税费——应缴增值税		36000
其他收入		564000

同时

借:累计摊销	500000	
待冲基金	200000	
其他支出	300000	
贷:无形资产		1000000

其二,无形资产对外投资的核算。以已入账无形资产对外投资,按照评估价加上发生的相关税费作为投资成本,借记"长期投资——股权投资"科目,按照投出无形资产已提的摊销额,借记"累计摊销"科目,按照发生的相关税费,贷记"银行存款""应缴税费"等科目,按照投出无形资产的

账面余额，贷记“无形资产”科目，按照其差额，贷记“其他收入”科目或借记“其他支出”科目。

医院无形资产对外投资的核算举例说明如下。

【例3-5-5】某医院某年发生无形资产对外投资业务

医院将其所拥有的某项中药配方对外进行长期投资，该项无形资产原价为60万元，已提的摊销额为32万元，评估价值为25万元。财会部门根据有关凭证，填制记账凭单，作会计分录如下：

借：长期投资——股权投资　　250000

　累计摊销　　320000

　其他支出　　30000

　贷：无形资产——××专利权　　600000

其三，无形资产核销的核算。无形资产预期不能为医院带来服务潜力或经济利益的，例如，该无形资产已被其他新技术所替代或超过法律保护期，不能再为医院带来经济利益的，则不再符合无形资产的定义，应当将该无形资产的账面价值及相关待冲基金余额予以核销。报经批准后，按准核销无形资产的账面价值减去该资产对应的尚未冲减完毕的待冲基金余额后的金额，借记“其他支出”科目，按准核销无形资产已计提的摊销，借记“累计摊销”科目，按相关待冲基金余额，借记“待冲基金”科目，按准核销无形资产的账面余额，贷记“无形资产”科目。

医院无形资产核销的核算举例说明如下。

【例3-5-6】某医院某年发生无形资产核销业务

医院拥有某项专利技术，根据市场调查，因其生产的药品已没有市场，决定应予转销。转销时，该项专利技术的账面余额为300万元，摊销期限为10年，采用年限平均法进行摊销，已累计摊销了150万元，假定该项专利权的残值为零，该资产对应的尚未冲减完毕的待冲基金余额为80万元。假定不考虑其他相关因素，则医院的账务处理如下：

借：累计摊销　　1500000

　待冲基金　　800000

　其他支出　　700000

　贷：无形资产——专利权　　3000000

二、其他资产的核算

（一）待摊费用的核算

待摊费用是指医院已经支出，但应当由本期和以后各期分别负担的分摊期在1年以内（含1年）的各项费用，如预付保险费、预付租金等。

医院的待摊费用应当按照其受益期限在1年内分期平均摊销，计入当期费用。如果某项待摊费用已经不能使医院受益，应当将其摊余价值一次全部转入当期费用。

为了核算待摊费用，医院应设置“待摊费用”科目。借方登记医院发生的各项待摊费用，贷方登记待摊费用的摊销，期末借方余额反映医院各种已支出但尚未摊销的费用。本科目应当按照摊销费用种类设置明细账，进行明细核算。

医院待摊费用的主要账务处理如下。

发生待摊费用时，借记“待摊费用”科目，贷记“银行存款”等科目。

按照受益期限分期平均摊销时，借记“医疗业务成本”“管理费用”等科目，贷记“待摊费用”科目。

医院待摊费用的核算举例说明如下。

【例3-5-7】某医院某年发生待摊费用业务

医院10月通过银行预付第4季度保险费12.6万元。其中，医疗及其辅助科室8700元，行政及后勤管理部门3900元。作会计分录如下：

支付第4季度保险费时

借：待摊费用——预付保险费　　12600

　贷：银行存款　　12600

10月该医院根据待摊费用分配表,分配本月应负担的保险费。其会计分录如下:

借:医疗业务成本——保险费 2900

管理费用——保险费 1300

贷:待摊费用——待摊保险费 4200

该医院11月、12月再作与10月相同的会计分录即可。

(二)长期待摊费用的核算

长期待摊费用是指医院已经发生但应由本期和以后各期负担的分摊期限在1年以上(不含1年)的各项费用,如以经营租赁方式租入的固定资产发生的改良支出等。

1.长期待摊费用核算的基本原则

长期待摊费用核算的基本原则如下。

医院在筹建期间发生的开办费,应先在“长期待摊费用”科目中归集,开办费在医院开业时计入管理费用。所谓开办费是指医院筹建期间发生的费用,包括筹建期间人员工资、办公费、培训费、差旅费、印刷费以及不计入固定资产和无形资产购建成本的其他支出。

以经营租赁方式租入固定资产的改良支出,应当在租赁期限与预计可使用年限两者孰短的期限内平均摊销。所谓以经营租赁方式租入的固定资产改良工程支出,是指能增加以经营租赁方式租入的固定资产的效用或延长其使用寿命的改装、翻修、改良等支出。它应作为长期待摊费用处理,在租赁有效期内分期摊销管理费用。

固定资产大修理支出采取待摊方法的,实际发生的大修理支出应当在大修理间隔期内平均摊销。

其他长期待摊费用应当在受益期内平均摊销。

2.长期待摊费用的账务处理

为了核算长期待摊费用,医院应设置“长期待摊费用”科目。借方登记医院发生的各项长期待摊费用,贷方登记长期待摊费用的摊销,期末借方余额反映医院尚未摊销完毕的长期待摊费用。本科目应当按照费用项目进行明细核算。

医院发生的长期待摊费用，借记“长期待摊费用”科目，贷记“银行存款”等科目。摊销长期待摊费用时，借记“管理费用”等科目，贷记“长期待摊费用”科目。

医院长期待摊费用的核算举例说明如下。

【例3-5-8】某医院某年发生长期待摊费用业务

医院在筹建期间发生开办费4.8万元，其中应付相关人员的工资2万元以银行存款支付其他各项开办费2.8万元。作会计分录如下：

借：长期待摊费用——开办费　　48000

　贷：应付职工薪酬　　20000

　　　银行存款　　28000

医院本月正式开业，一次摊销上述开办费4.8万元，作会计分录如下：

借：管理费用　　48000

　贷：长期待摊费用——开办费　　48000

第四章 医院负债的核算

医院负债是指医院所承担的能以货币计量，需要以资产或者劳务偿还的债务。医院负债按其偿还期限的长短，分为流动负债和非流动负债两种。本章主要讲述各项负债的核算以及新旧变化和衔接。

第一节 流动负债的核算

流动负债是指偿还期在1年以内(含1年)的各种款项，包括短期借款、应缴款项、应付票据、应付账款、预收医疗款、应付职工薪酬、应付福利费、应付社会保障费、应缴税费、预提费用、其他应付款等。

一、短期借款的核算

短期借款是指医院向银行或其他金融机构等借入的期限在1年以下(含1年)的各种借款。

为了核算、反映和监督短期借款，医院应设置"短期借款"科目，属于负债类科目。贷方登记取得的短期借款本金，借方登记偿还的短期借款本金，期末贷方余额反映医院尚未偿还的短期借款本金。本科目应当按照贷款单位和贷款种类进行明细核算。

短期借款的主要账务处理如下。

借入各种短期借款时，按照实际借得的金额，借记“银行存款”科目，贷记“短期借款”科目。

发生短期借款利息时，借记“管理费用”科目，贷记“预提费用”“银行存款”等科目。

归还借款时，借记“短期借款”科目，贷记“银行存款”科目。

医院短期借款核算举例如下。

【例4-1-1】某医院某年有关短期借款业务

6月1日，医院自某银行贷款30万元，存入银行，合同规定9个月归还，年利率5.6%，利息每月支付1次。财会部门根据有关凭证，填制记账凭单，作会计分录如下：

借：银行存款　　300000

　贷：短期借款——××银行　　300000

本月按规定以银行存款支付贷款利息。财会部门根据有关凭证，填制记账凭单，作会计分录如下：

本月贷款利息＝300000×5.6%÷12=1400（元）

借：管理费用　　1400

　贷：银行存款　　1400

9个月到期还本付息时，作会计分录如下：

支付最后一个月利息时

借：管理费用　　1400

　贷：银行存款　　1400

偿还本金时

借：短期借款——××银行　　300000

　贷：银行存款　　300000

可以合在一起作会计分录如下：

借：短期借款——××银行	300000
管理费用	1400
贷：银行存款	301400

二、应缴款项的核算

应缴款项是指医院按规定应缴入国库或应上缴行政主管部门的款项，主要包括按规定应上缴的国有资产处置净收入等。

为了核算、反映和监督应缴款项，医院应设置“应缴款项”科目，属于负债类科目。贷方登记按规定实际取得的应缴款项，借方登记已经上缴的应缴款项，期末贷方余额反映医院的应缴未缴款项。年终缴清后，本科目应无余额。本账户应按应缴款项类别进行明细核算。

应缴款项的主要账务处理如下。

出售、报废、毁损固定资产清理后，按照清理收入（包括保险理赔收入）扣除清理费用后的净额，借记“固定资产清理——处置净收入”科目，贷记“其他收入”或“应缴款项”科目。

经批准转让无形资产，按照收到的价款，借记“银行存款”等科目，按所发生的相关税费，贷记“应缴税费”“银行存款”等科目，按收到的转让价款扣除相关税费后的金额，贷记“其他收入”或“应缴款项”科目。

按规定计算确定或实际取得的其他应缴款项，借记有关科目，贷记“应缴款项”科目。

上缴款项时，借记“应缴款项”科目，贷记“银行存款”等科目。

医院应缴款项核算举例如下。

【例4-1-2】某医院某年有关应缴款项业务

医院盘点发现毁损1台设备，账面原值9万元，累计折旧2万元，残值收入3000元，保险公司理赔收入4万元，支付清理费用500元。全部收支已通过银行存款结算。假设该设备70%价款是使用财政补助资金支付的，该设备对应的待冲基金余额为5万元。医院作会计分录如下：

毁损设备时

借:待冲基金	50000	
固定资产清理——处置资产净额	20000	
累计折旧	20000	
贷:固定资产——一般设备		90000

取得残值收入和保险理赔收入时

借:银行存款	43000	
贷:固定资产清理——处置净收入		43000

支付清理费用时

借:固定资产清理——处置净收入	500	
贷:银行存款或库存现金		500

报废固定资产清理完毕

借:固定资产清理——处置净收入	42500	
贷:应缴款项		297500
其他收入		12750

同时

借:其他支出	20000	
贷:固定资产清理——处置资产净额		20000

三、应付票据的核算

(一)应付票据的概念

应付票据是指医院购买库存物资、医疗设备,接受服务供应等而开出、承兑的商业汇票。商业汇票是指收款人或付款人(或承兑申请人)签发,由承兑人承兑,并于到期日向收款人或被背书人支付款项的票据。商业汇票按承兑人不同分为商业承兑汇票和银行承兑汇票。如承兑人是银行的票据,则为银行承兑汇票;如承兑人为购货单位的票据,则为商业承兑汇票。商业汇票按是否带息,分为带息票据和不带息票据。带息票据是指按票据上表明的利率,在票据票面金额上加上利息的票据,所以到期承兑时,除支付票面金额外,还要支付利息。不带息票据是指票据到期时按面值支付,票据上无利息的规定。目前我国常用的是不带息票据。

(二)应付票据的账务处理

为了核算医院发生债务时所开出、承兑的各种商业汇票,应设置“应付票据”科目,属于负债类科目。贷方登记医院购买库存物资、医疗设备,接受服务供应等开出的承兑商业汇票的款项,借方登记应付票据的减少数(到期支付的款项和到期末支付转入应付账款的数额),期末贷方余额反映医院持有的尚未到期的应付票据本息。

为了加强事业单位应付票据的明细账核算,医院应当设置“应付票据备查簿”,详细登记每一应付票据的种类、号数、签发日期、到期日、票面金额、票面利率、合同交易号、收款人姓名或单位名称以及付款日期和金额等资料。应付票据到期结清时,应当在备查簿内逐笔注销。

应付票据的主要账务处理如下。

因购买物资、设备,接受服务供应等开出、承兑商业汇票时,借记“库存物资”“固定资产”等科目,贷记“应付票据”科目。支付银行承兑汇票的手续费时,借记“管理费用”科目,贷记“银行存款”科目。以商业承兑汇票抵付应付账款时,借记“应付账款”科目,贷记“应付票据”科目。

应付票据到期时,应当分别按以下情况处理:①收到银行支付到期票据的付款通知时,借记“应付票据”科目,贷记“银行存款”科目;②无力支付票款的,按照应付票据的账面余额,借记“应付票据”科目,贷记“应付账款”科目。

如果为带息应付票据,应当在会计期末或票据到期时计算应付利息,借记“管理费用”科目,贷记“应付票据”科目。到期不能支付的带息应付票据,转入“应付账款”科目核算后,期末时不再计提利息。

医院应付票据核算举例如下。

【例4-1-3】某医院某年有关应付票据业务

开出不带息的银行承兑汇票1张,抵付前欠A公司的货款,面额为2万元。医院作会计分录如下:

借:应付账款——A公司　　20000

　贷:应付票据——A公司　　20000

上述商业汇票应按1%支付银行手续费。医院作会计分录如下:

借:管理费用　　200

　贷:银行存款　　200

购进一批卫生材料,价值3万元,根据交易合同开出带息商业汇票1张。

借:库存物资——卫生材料　　30000

　贷:应付票据——××单位　　30000

上述商业汇票到期,收到银行支付本息通知,共付30300元。医院作会计分录如下:

到期计算利息为300元时

借:管理费用　　300

　贷:应付票据——××单位　　300

支付本息时

借:应付票据——××单位　　30300

　贷:银行存款　　30300

如果该带息应付票据到期不能支付时

借:应付票据——××单位　　30300

　贷:应付账款——××单位　　30300

四、应付账款的核算

应付账款是指医院因购买库存物资、固定资产和接受服务供应等而应付给供应单位的款项。

应付账款的入账时间应为所购买商品的所有权转移之日,即对所购买的商品、材料等验收入库后,按发票金额登记入账。入账金额一般是到期的应付金额,即发票金额,但如果购货时有现金折扣,入账金额还应考虑现金折扣。通常有两种核算方法:一是总价法;二是净价法。我国一般采用总价法。

为了核算应付账款，应设置“应付账款”科目，用来核算医院因购买库存物资、固定资产和接受服务供应等而产生的应付账款以及偿还情况。“应付账款”属于负债类科目，贷方登记应付账款的增加数，借方登记应付账款的减少数，期末贷方余额反映医院尚未支付的应付账款。本科目应当按照债权人等进行明细核算。

应付账款的主要账务处理如下。

发生应付账款时，应根据有关凭证，按照应付未付金额，借记“库存物资”“固定资产”等科目，贷记“应付账款”科目。

偿付应付账款时，借记“应付账款”科目，贷记“银行存款”等科目。

开出、承兑商业汇票抵付应付账款时，借记“应付账款”科目，贷记“应付票据”科目。

确实无法支付或由其他单位承担的应付账款，借记“应付账款”科目，贷记“其他收入”科目。

医院应付账款核算举例如下。

【例4-1-4】某医院某年有关应付账款业务

向甲公司购进一批卫生材料，价值8万元，货物已验收入库，货款尚未支付。

借：库存物资——卫生材料　　80000

　贷：应付账款——甲公司　　80000

用银行存款支付前欠甲公司的材料款8万元。

借：应付账款——甲公司　　80000

　贷：银行存款　　80000

开出商业承兑汇票1张，抵付前欠乙医院的货款1万元。

借：应付账款——乙医院　　10000

　贷：应付票据——乙医院　　10000

由丙医药批发站购入西药5万元，已经验收入库，货款尚未支付。财会部门根据有关凭证，填制记账凭单，作会计分录如下：

借:库存物资——药品——药库药品——西药　　50000

　贷:应付账款——丙医药批发站　　50000

医院以银行存款偿还丙医药批发站西药款5万元。财会部门根据有关凭证,填制记账凭单,作会计分录如下:

借:应付账款——丙医药批发站　　50000

　贷:银行存款　　50000

五、应付职工薪酬的核算

应付职工薪酬是医院对职工个人的一种负债,是指医院按有关规定应付给职工(包括离退休人员)的各种薪酬,包括工资、津补贴、奖金等。

为了核算应付职工薪酬,医院应设置"应付职工薪酬"科目,属于负债类科目。贷方登记应付职工薪酬的增加,借方登记应付职工薪酬的减少,期末贷方余额反映医院应付未付的职工薪酬。本科目应当按国家有关规定设置明细科目,进行明细核算。

应付职工薪酬的主要账务处理如下。

计算分配应付的职工薪酬,借记"医疗业务成本""在加工物资""管理费用"等科目,贷记"应付职工薪酬"科目。

从应付职工薪酬中代扣代缴的各种款项(如职工基本养老保险费、失业保险费、基本医疗保险费、住房公积金、个人所得税等),借记"应付职工薪酬"科目,贷记"应付社会保障费""应缴税费"等科目。

支付职工薪酬,借记"应付职工薪酬"科目,贷记"财政补助收入""银行存款"等科目。

医院应付职工薪酬核算举例如下。

【例4-1-5】某医院某年有关应付职工薪酬业务

月末,医院将应付工资进行分配。医院应发工资30万元,其中医疗部门17万元,药品部门4万元,制剂自制生产工人2万元,行政后勤部门6万元,在建工程1万元。财会部门根据有关凭证,填制记账凭单,作会计分录如下:

借:医疗业务成本　　210000

　　在加工物资　　20000

　　管理费用　　60000

　　在建工程　　10000

　贷:应付职工薪酬　　300000

六、应付社会保障费的核算

应付社会保障费是指医院按有关规定应付给社会保障机构的各种社会保障费,包括城镇职工基本养老保险费、失业保险费、基本医疗保险费、住房公积金等。

为了核算、反映和监督医院按规定付给社会保障机构各种社会保障费,医院应设置"应付社会保障费"科目,属于负债类科目。贷方登记社会保障费的增加,借方登记社会保障费的支付,期末贷方余额反映医院应付但尚未支付给社会保障机构的社会保障费。本科目应按社会保障费类别设置明细账,进行明细核算[①]。

应付社会保障费的主要账务处理如下。

从应付职工薪酬中代扣代缴的社会保障费,借记"应付职工薪酬"科目,贷记"应付社会保障费"科目。

计算确定应由医院为职工负担的社会保障费,借记"医疗业务成本""在加工物资""管理费用"等科目,贷记"应付社会保障费"科目。

支付社会保障费,借记"应付社会保障费"科目,贷记"财政补助收入""零余额账户用款额度""银行存款"等科目。

医院应付社会保障费核算举例如下。

【例4-1-6】某医院某年有关应付社会保障费业务

医院应付职工医疗保险费5.69万元。其中,医疗部门2.8万元、药品部

①陈琳琳. 新医改以来辽宁省三级甲等公立医院经济运行情况研究[D]. 沈阳:中国医科大学,2020.

门1万元、行政后勤部门1.5万元、制剂生产部门3000元、在建工程900元。医院应付医疗部门和行政后勤部门合同工社会养老保险费2800元。其中,医疗部门1600元,行政后勤部门1200元。财会部门根据有关凭证,填制记账凭单,作会计分录如下:

借:医疗业务成本	39600
在加工物资	3000
管理费用	16200
在建工程	900
贷:应付社会保障费——职工医疗保险费	56900
应付社会保障费——职工养老保险费	2800

将上述社会保障费以银行存款交付社会保障机构。财会部门根据有关凭证,填制记账凭单,作会计分录如下:

借:应付社会保障费——职工医疗保险费	56900
应付社会保障费——职工养老保险费	2800
贷:银行存款	59700

七、应缴税费的核算

应缴税费是指医院按照国家有关税法规定应当缴纳或代扣代缴的各种税费,包括增值税、城市维护建设税、教育费附加、个人所得税、车船使用税、房产税等。

为了核算应缴税费的缴纳情况,医院应设置“应缴税费”科目,属于负债类科目。贷方登记应缴税费的应缴数,借方登记应缴税费的实际缴纳数,期末贷方余额反映医院尚未缴纳的税费。本科目应当按应缴的税费种类设置明细账,进行明细核算。

医院应缴的印花税不需要预提应缴税费,直接通过“管理费用”科目核算,不在本科目核算。

应缴税费的主要账务处理如下。

发生增值税、城市维护建设税、教育费附加纳税义务的,按照税法规定计算的应缴税费金额,借记“固定资产清理”(出售不动产应缴的税费)、

“其他支出”等科目，贷记“应缴税费”科目。实际缴纳时，借记“应缴税费”科目，贷记“银行存款”等科目。

发生代扣代缴个人所得税纳税义务的，按照税法规定计算应代扣代缴的个人所得税，借记“应付职工薪酬”科目，贷记“应缴税费”科目。实际缴纳时，借记“应缴税费”科目，贷记“银行存款”等科目。

按税法规定计算的应缴房产税、车船使用税等，借记“管理费用”科目，贷记“应缴税费”科目。实际缴纳时，借记“应缴税费”科目，贷记“银行存款”等科目。

发生其他纳税义务的，按照应缴纳的税金，借记有关科目，贷记“应缴税费”科目。实际交纳时，借记“应缴税费”科目，贷记“银行存款”等科目。

医院应缴税费核算举例如下。

【例4-1-7】某医院某年有关应缴税费业务

计算出本月应缴增值税5000元。

借：其他支出　　5000

　贷：应缴税费——应缴增值税　　5000

用银行存款缴纳本月医院应负担的所得税税款1.9万元。

借：应缴税金——应缴所得税　　19000

　贷：银行存款　　19000

八、其他应付款的核算

其他应付款是指医院除应缴款项、应付票据、应付账款、预收医疗款、应付职工薪酬、应付福利费、应付社会保障费、应缴税费以外的其他各项应付、暂收款项，如存入保证金等。其他应付款一般与医院的业务活动没有直接关系，但它是医院的负债，是待结算款项。

为了核算其他应付款，医院应设置“其他应付款”科目，属于负债类科目。贷方登记其他应付款的增加数，借方登记其他应付款的减少数。期末贷方余额反映医院尚未支付的其他应付款项。本科目应当按照应付、暂收款项的类别和单位或个人设置明细账，进行明细核算。

其他应付款的主要账务处理如下。

发生的各项应付、暂收款项，借记“银行存款”等科目，贷记“其他应付款”科目。

支付款项时，借记“其他应付款”科目，贷记“银行存款”等科目。

确实无法支付或由其他单位承担的其他应付款，借记“其他应付款”科目，贷记“其他收入”科目。

医院其他应付款核算举例如下。

【例4-1-8】某医院某年有关其他应付款业务

医院代收某同志报刊费现金280元。财会部门根据有关凭证，填制记账凭单，作会计分录如下：

借：库存现金　　280

　贷：其他应付款——代收报刊费　　280

上述报刊费，共代收2600元，某日以银行存款支付邮政局。财会部门根据有关凭证，填制记账凭单，作会计分录如下：

借：其他应付款——代收报刊费　　2600

　贷：银行存款　　2600

第二节　长期负债的核算

一、长期借款的核算

长期借款是指医院按规定向银行或其他金融机构借入的偿还期限在1年以上（不含1年）的各项借款[①]。

①范鹏举．公立医院非流动负债影响因素分析指标体系构建及实证研究[D]．唐山：华北理工大学，2023.

为了核算医院按规定向银行或其他金融机构借入的偿还期限在1年以上(不含1年)的各项借款及发生的相关利息,医院应设置“长期借款”科目,属于负债类科目。贷方登记取得的长期借款本金及发生的利息,借方登记偿还的长期借款本金及相关利息,期末贷方余额反映医院尚未偿还的长期借款本息。本科目应当按贷款单位、具体贷款种类等进行明细核算。

长期借款的核算分为取得借款、期末计息和到期偿还三个阶段。长期借款的主要账务处理如下。

借入长期借款时,按照实际借入额,借记“银行存款”科目,贷记“长期借款”科目。

为购建固定资产发生的专门借款利息,属于工程项目建设期间发生的,计入工程成本,借记“在建工程”科目,贷记“长期借款”科目;属于工程完工交付使用后发生的,计入管理费用,借记“管理费用”科目,贷记“长期借款”科目。其他的长期借款利息应当计入管理费用,借记“管理费用”科目,贷记“长期借款”科目。

归还长期借款本息时,借记“长期借款”科目,贷记“银行存款”科目。

医院长期借款核算举例如下。

【例4-2-1】某医院有关长期借款业务

医院为建造1幢实验室,2021年1月1日借入期限为2年的长期专门借款100万元,款项已存入银行。借款利率按市场利率确定为9%,每年付息1次,期满后1次还清本金。2021年年初,以银行存款支付工程价款共计60万元,2022年年初又以银行存款支付工程费用40万元。该实验室于2022年8月底完工,达到预定可使用状态。根据上述业务编制有关会计分录如下:

2021年1月1日,取得借款时

借:银行存款　　1000000

　贷:长期借款　　1000000

2021年年初，支付工程款时

借：在建工程　600000

　贷：银行存款　600000

2021年12月31日，计算2021年应计入工程成本的利息时

借款利息＝1000000×9%＝90000（元）

借：在建工程　90000

　贷：长期借款　90000

2021年12月31日支付借款利息时

借：长期借款　90000

　贷：银行存款　90000

2022年年初支付工程款时

借：在建工程　400000

　贷：银行存款　400000

2022年8月底达到预定可使用状态，该期应计入工程成本的利息＝（1000000×9%÷12）×8＝60000（元）

借：在建工程　60000

　贷：长期借款　60000

同时

借：固定资产　1150000

　贷：在建工程　1150000

2022年12月31日，计算2022年9—12月，4个月应计入财务费用的利息=（1000000×9%÷12）×4=30000（元）

借：管理费用　30000

　贷：长期借款　30000

2022年12月31日支付利息时

借：长期借款　90000

　贷：银行存款　90000

2023年1月1日到期还本时

借:长期借款　　1000000

　贷:银行存款　　1000000

二、长期应付款的核算

长期应付款是指医院发生的偿还期限在1年以上(不含1年)的应付款项,如融资租入固定资产的租赁费等。

为了核算长期应付款,医院应设置“长期应付款”科目,属于负债类科目。贷方登记长期应付款的增加,借方登记长期应付款的减少,期末贷方余额反映医院尚未支付的各种长期应付款。本科目应当按照长期应付款的种类设置明细账,进行明细核算。

长期应付款的主要账务处理如下。

发生长期应付款时,借记“固定资产”等科目,贷记“长期应付款”科目。

支付长期应付款时,借记“长期应付款”科目,贷记“银行存款”科目。

医院长期应付款核算举例如下。

【例4-2-2】某医院有关长期应付款业务

医院经批准融资租入不需要安装的某医疗设备1台,价款20万元,已交付使用。财会部门根据有关凭证,填制记账凭单,作会计分录如下:

借:固定资产——融资租入固定资产　　200000

　贷:长期应付款——××单位　　200000

上述设备按协议约定的时间和价款以银行存款支付租金2万元。财会部门根据有关凭证,填制记账凭单,作会计分录如下:

借:长期应付款——××单位　　20000

　贷:银行存款　　20000

医院以5年期长期应付款的方式购进设备1台,价款50万元;运杂费6000元,安装费5000元,以转账支票支付。财会部门根据有关凭证,填制记账凭单,作会计分录如下:

借:在建工程——××建设安装工程　511000

　贷:银行存款　11000

　　长期应付款——××单位　500000

上述设备安装调试完毕,交付使用。财会部门根据有关凭证,填制记账凭单,作会计分录如下:

借:固定资产——专业设备　511000

　贷:在建工程——××设备安装工程　511000

按照协议以转账支票偿付第一年设备价款10万元。财会部门根据有关凭证,填制记账凭单,作会计分录如下:

借:长期应付款——××单位　100000

　贷:银行存款　100000

第五章　医院收入与支出的核算

第一节　医院收入的核算

医院收入是指医院开展医疗服务及其他活动依法取得的非偿还性资金。医院收入包括医疗收入、财政补助收入、科教项目收入和其他收入。医院会计采用权责发生制基础确认收入。本节主要讲述各项收入的核算。

一、医疗收入的核算

（一）医疗收入概述

医疗收入是指医院开展医疗服务活动取得的收入。医院的医疗服务是医院业务工作的主体。在医疗服务过程中，医院的医务人员应用其医学科学知识、医疗技术、时间和精力，借助医疗手段，对病人进行诊察、检查、治疗、手术、护理等取得一定的收入，用以维持医院各项医疗业务活动持续的运营。医院的医疗收入按照提供服务的地点不同，分为门诊收入和住院收入。

门诊收入是指为门诊病人提供医疗服务所取得的收入，包括挂号收入、诊察收入、检查收入、化验收入、治疗收入、手术收入、卫生材料收入、药品收入、药事服务费收入、其他门诊收入等。

住院收入是指为住院病人提供医疗服务所取得的收入，包括床位收入、诊察收入、检查收入、化验收入、治疗收入、手术收入、护理收入、卫生材料收入、药品收入、药事服务费收入、其他住院收入等。

（二）医疗收入的账户设置

为了核算医疗收入，医院应设置“医疗收入”科目，属于收入类科目。贷方登记各种医疗收入的发生数，借方登记医疗收入的结转数或退还数。期末结转后，本科目应无余额。

“医疗收入”科目应设置“门诊收入”“住院收入”两个一级明细科目。

1.“门诊收入”一级明细科目

“门诊收入”科目用来核算医院为门诊病人提供医疗服务所取得的收入。该一级明细科目下应当设置“挂号收入”“诊察收入”“检查收入”“化验收入”“治疗收入”“手术收入”“卫生材料收入”“药品收入”“药事服务费收入”“其他门诊收入”“结算差额”等二级明细科目，进行明细核算。其中，“药品收入”二级明细科目下，应设置“西药”“中成药”“中草药”等三级明细科目。“结算差额”二级明细科目核算医院同医疗保险机构结算时，因医院按照医疗服务项目收费标准计算确认的应收医疗款金额与医疗保险机构实际支付金额不同，而产生的需要调整医院医疗收入的差额（不包括医院因违规治疗等管理不善原因被医疗保险机构拒付所产生的差额）。医院因违规治疗等管理不善原因被医疗保险机构拒付而不能收回的应收医疗款，应按规定确认为坏账损失，不通过本明细科目核算。

2.“住院收入”一级明细科目

“住院收入”科目用来核算医院为住院病人提供医疗服务所取得的收

入。该一级明细科目下应当设置“床位收入”“诊察收入”“检查收入”“化验收入”“治疗收入”“手术收入”“护理收入”“卫生材料收入”“药品收入”“药事服务费收入”“其他住院收入”“结算差额”等二级明细科目，进行明细核算。其中，“药品收入”二级明细科目下，应设置“西药”“中成药”“中草药”等三级明细科目。“结算差额”二级明细科目的核算内容同“门诊收入”一级明细科目所属的“结算差额”二级明细科目。

（三）医疗收入的账务处理

医疗收入应在医疗服务发生时确认，即医疗收入应当在提供医疗服务（包括发出药品）并收讫价款或取得收款权利时，按照国家规定的医疗服务项目收费标准计算确定的金额确认入账。医院给予病人或其他付费方的折扣不计入医疗收入。

医院同医疗保险机构结算时，医疗保险机构实际支付金额与医院确认的应收医疗款金额之间存在差额的，对于除医院因违规治疗等管理不善原因被医疗保险机构拒付所产生的差额以外的差额，应当调整医疗收入。

医疗收入的主要账务处理如下。

实现医疗收入时，按照依据规定的医疗服务项目收费标准计算确定的金额（不包括医院给予病人或其他付费方的折扣），借记“库存现金”“银行存款”“应收在院病人医疗款”“应收医疗款”等科目，贷记“医疗收入”。

同医疗保险机构结算应收医疗款时，按照实际收到的金额，借记“银行存款”科目，按照医院因违规治疗等管理不善原因被医疗保险机构拒付的金额，借记“坏账准备”科目，按照应收医疗保险机构的金额，贷记“应收医疗款”科目，按照借贷方之间的差额，借记或贷记“医疗收入”（门诊收入、住院收入——结算差额）。

期末，将“医疗收入”余额转入本期结余，借记“医疗收入”，贷记“本期结余”科目。

医院医疗收入核算举例如下。

【例5-1-1】某医院某年有关医疗收入业务

医院门诊挂号处报来当日“挂号收入汇总日报表”，同时交现金4600元。作会计分录如下：

借：库存现金　　4600

　贷：医疗收入——门诊收入——挂号收入　　4600

门诊收费处报来“门诊收入汇总日报表”，医疗收入10.13万元。其中，诊察收入1万元、检查收入1.02万元、化验收入6000元、治疗收入1.2万元、手术收入7200元、卫生材料收入1700元、药品收入5.14万元（其中，西药收入3万元、中成药收入1.72万元、中草药收入4200元）、药事服务费收入1200元、其他门诊收入1600元。交来现金8.6万元，银行转账支票6张共1.2万元，其余为记账。财会部门根据有关凭证，填制记账凭单，作会计分录如下：

借：库存现金　　86000

　　银行存款　　12000

　　应收医疗款——××医疗保险单位　　3300

　贷：医疗收入——门诊收入——诊察收入　　10000

　　　　　　——检查收入　　10200

　　　　　　——化验收入　　6000

　　　　　　——治疗收入　　12000

　　　　　　——手术收入　　7200

　　　　　　——卫生材料收入　　1700

　　　　　　——药品收入——西药收入　　30000

　　　　　　——药品收入——中成药收入　　17200

　　　　　　——药品收入——中草药收入　　4200

　　　　　　——药事服务费收入　　1200

　　　　　　——其他门诊收入　　1600

医院住院收费处报来“住院收入汇总日报表”，医疗收入16.19万元，其中，床位收入2.4万元、诊察收入2万元、检查收入1.2万元、化验收入7600元、治疗收入8000元、手术收入1.6万元、护理收入1万元、卫生材料收入3000元、药品收入5.8万元（其中，西药收入3.2万元、中成药收入2.2万元、中草药收入4000元）、药事服务费收入1300元、其他住院收入2000元。财会部门根据有关凭证，填制记账凭单，作会计分录如下：

借：应收在院病人医疗款	161900	
贷：医疗收入——门诊收入——床位收入		24000
——诊察收入		20000
——检查收入		12000
——化验收入		7600
——治疗收入		8000
——手术收入		16000
——护理收入		10000
——卫生材料收入		3000
——药品收入——西药收入		32000
——药品收入——中成药收入		22000
——药品收入——中草药收入		4000
——药事服务费收入		1300
——其他门诊收入		2000

月终，医院将本月医疗收入628万元，其中，门诊有关医疗收入276万元，住院有关医疗收入352万元，结转“本期结余”科目。财会部门根据有关凭证，填制记账凭单，作会计分录如下：

借：医疗收入——门诊收入（有关明细科目）	2760000	
——住院收入（有关明细科目）	3520000	
贷：本期结余——医疗收支结余		6280000

二、财政补助收入的核算

财政补助收入是指医院按部门预算隶属关系从同级财政部门取得的各类财政补助，包括基本支出补助收入和项目支出补助收入。基本支出补助收入是指由财政部门拨入的符合国家规定的离退休人员经费、政策性亏损补贴等经常性补助收入；项目支出补助收入是指由财政部门拨入的主要用于基本建设和设备购置、重点学科发展、承担政府指定公共卫生任务等的专项补助收入。

医院应根据主管部门或财政部门核定的用款计划和预算规定的用途使用，未经同级财政部门或主管部门批准，不得改变用途。

在《医院会计制度》下，财政补助收入包括国家对医院的基本建设投资。医院在按国家有关规定单独核算基本建设投资的同时，将基建账相关数据并入医院会计“大账”。在新账中“在建工程”科目下应增设“基建工程”明细科目，核算由基建账套并入的在建工程支出[①]。

为了核算财政补助收入，医院应设置“财政补助收入”科目，属于收入类科目。贷方登记拨付的财政补助收入，借方登记财政补助收入的结转。期末结转后，本科目应无余额。

本科目应设置“基本支出”和“项目支出”两个一级明细科目。其中，“基本支出”明细科目核算医院由财政部门拨入的符合国家规定的离退休人员经费、政策性亏损补贴等经常性补助。“基本支出”一级明细科目下应按照《政府收支分类科目》中“支出功能分类科目”的相关科目进行明细核算。“项目支出”明细科目核算医院由财政部门拨入的主要用于基本建设和设备购置、重点学科发展、承担政府指定公共卫生任务等的专项补助。“项目支出”一级明细科目下应按照《政府收支分类科目》中“支出功能分类科目”的“医疗卫生”“科学技术”“教育”等相关科目以及具体项目进行明细核算。

①梁程光．医院基本建设项目投资控制的影响因素及改进策略研究[D]．北京：北京建筑大学，2020.

财政补助收入和财政的支付方式有关系。总体上我国实行国库集中收付制度,有两种支付方式:财政直接支付和财政授权支付。对于没有实行国库集中收付制度的单位,采用传统的支付方式——财政实拨资金。由于财政补助收入的拨付方式不同,其入账时点的确定和会计处理也是不同的:当财政补助采用国库集中支付方式下拨时,在财政直接支付方式下,应在收到代理银行转来的财政直接支付入账通知书时,按照通知书中的直接支付入账金额确认财政补助收入;在财政授权支付方式下,应在收到代理银行转来的授权支付到账通知书时,按照通知书中的授权支付额度确认财政补助收入;其他方式下拨的财政补助,应在实际取得补助时确认财政补助收入。

财政补助收入的主要账务处理如下。

财政直接支付方式下,按照财政直接支付金额,借记"医疗业务成本""财政项目补助支出"等科目,贷记"财政补助收入"科目;对于为购建固定资产、无形资产或购买药品等库存物资而由财政直接支付的支出,还应借记"在建工程""固定资产""无形资产""库存物资"等科目,贷记"待冲基金——待冲财政基金"科目。

年度终了,医院根据本年度财政直接支付预算指标数与当年财政直接支付实际支出数的差额,借记"财政应返还额度——财政直接支付"科目,贷记"财政补助收入"科目。

财政授权支付方式下,按照财政授权支付到账额度金额,借记"零余额账户用款额度"科目,贷记"财政补助收入"科目。

年度终了,医院本年度财政授权支付预算指标数大于零余额账户用款额度下达数的,借记"财政应返还额度——财政授权支付"科目,贷记"财政补助收入"科目。

其他方式下,实际收到财政补助收入时,按照实际收到的金额,借记"银行存款"等科目,贷记"财政补助收入"科目。

期末,将本科目的贷方余额分别转入本期结余和财政补助结转(余)。按本科目(基本支出)的贷方余额,借记“财政补助收入”科目(基本支出),贷记“本期结余”科目;按本科目(项目支出)的贷方余额,借记“财政补助收入”科目(项目支出),贷记“财政补助结转(余)——财政补助结转(项目支出结转)”科目。

医院财政补助收入核算举例如下。

【例5-1-2】某医院某年有关财政补助收入业务

1月5日,医院根据经过批准的部门预算和用款计划,向主管财政部门申请支付医疗专用设备款22万元。1月12日,财政部门经审核后,采用财政直接支付方式为其向设备供应商支付了22万元。1月17日,医院收到了财政零余额账户代理银行转来的财政支付到账通知书。医院应于1月17日进行账务处理如下:

借:财政项目补助支出　　220000

　贷:财政补助收入——项目支出　　220000

同时

借:固定资产——专用设备　　220000

　贷:待冲基金——待冲财政基金　　220000

3月29日,医院根据经过批准的部门预算和用款计划,为开展某项科学研究项目,向主管财政部门申请财政授权支付用款额度28万元。4月6日,财政部门经审核后,采用财政授权支付方式下达了270000元用款额度。4月8日,医院收到了财政零余额账户代理银行转来的财政授权支付到账通知书。医院应于4月8日,进行账务处理如下:

借:零余额账户用款额度　　270000

　贷:财政补助收入——项目支出　　270000

假设医院尚未实行国库集中收付制度。6月7日,医院收到开户银行转来的收款通知,收到财政部门拨入的离退休人员经费2.7万元。6月7日,医院应进行账务处理如下:

借:银行存款 27000

贷:财政补助收入——基本支出 27000

期末,将“财政补助收入——基本支出”贷方余额96万元和“财政补助收入——项目支出”贷方余额321.2万元分别转入“本期结余”和“财政补助结转(余)”。

借:财政补助收入——基本支出 960000

贷:本期结余 960000

借:财政补助收入——项目支出 3212000

贷:财政补助结转(余)

——财政补助结转(项目支出结转) 3212000

三、科教项目收入的核算

科教项目收入是指医院取得的除财政补助收入外专门用于科研、教学项目的补助收入。

为了核算科教项目收入,医院应设置“科教项目收入”科目,属于收入类科目。贷方登记科教项目收入的取得,借方登记科教项目收入的结转。期末结转后,本科目应无余额。

本科目应设置“科研项目收入”“教学项目收入”两个明细科目,并按具体项目进行明细核算。

科教项目收入的主要账务处理如下。

取得除财政补助收入以外的科研、教学项目资金时,按收到的金额,借记“银行存款”等科目,贷记“科教项目收入”科目。

期末,将本科目余额转入科教项目结转(余),借记“科教项目收入”科目,贷记“科教项目结转(余)”科目。

医院科教项目收入核算举例如下。

【例5-1-3】某医院某年有关科教项目收入业务

医院收到上级主管部门拨入的某科研项目的补助收入50万元，已存入银行。其会计分录如下：

借：银行存款　　500000

　贷：科教项目收入——科研项目收入　　500000

用上述科研项目的补助收入购买一批物资，价款12万元，货款已付。其会计分录如下：

借：库存物资　　120000

　贷：待冲基金　　120000

同时

借：科教项目支出——科研项目支出　　120000

　贷：银行存款　　120000

期末结转"科教项目收入"贷方余额186万元。

借：科教项目收入——科研项目收入　　1860000

　贷：科教项目结转（余）——科研项目结转（余）　　1860000

四、其他收入的核算

其他收入是指医院除医疗收入、财政补助收入、科教项目收入以外的其他收入，包括培训收入、食堂收入、银行存款利息收入、租金收入、投资收益、财产物资盘盈收入、捐赠收入、确实无法支付的应付款项等。

为了核算其他收入，医院应设置"其他收入"科目，属于收入类科目。贷方登记其他收入的增加，借方登记其他收入的结转。期末结转后，本科目应无余额。

本科目应当按照其他收入的种类设置明细账，进行明细核算。其中，医院对外投资实现的投资净损益，应单设"投资收益"明细科目进行核算。

其他收入的主要账务处理如下。

第一，取得培训收入、食堂收入、银行存款利息收入等时，按照实际收到的金额，借记“库存现金”“银行存款”等科目，贷记“其他收入”科目。

第二，取得固定资产出租收入，在租赁期内各个期间按直线法确认收入。

采用预付租金方式的，收到预付的租金时，借记“银行存款”等科目，贷记“其他应收款”科目；分期确认租金收入时，借记“其他应收款”科目，贷记“其他收入”科目。

采用后付租金方式的，每期确认租金收入时，借记“其他应收款”科目，贷记“其他收入”科目。收到租金时，借记“银行存款”等科目，贷记“其他应收款”科目。

采用分期收取租金方式的，每期收取租金时，借记“银行存款”等科目，贷记“其他收入”科目。

第三，投资收益的核算。

短期投资持有期间收到利息等投资收益时，按实际收到的金额，借记“银行存款”等科目，贷记“其他收入”科目（投资收益）。出售或到期收回短期债券本息，按实际收到的金额，借记“银行存款”科目，按出售或收回短期投资的成本，贷记“短期投资”科目，按其差额，借记或贷记“其他收入”科目（投资收益）。

长期股权投资持有期间，被投资单位宣告分派利润时，按照宣告分派的利润中属于医院应享有的份额，借记“其他应收款”科目，贷记“其他收入”科目（投资收益）。

处置长期股权投资时，按照实际取得的价款，借记“银行存款”等科目，按照所处置长期股权投资的账面余额，贷记“长期投资——股权投资”科目，按照尚未领取的已宣告分派的利润，贷记“其他应收款”科目，按照其差额，借记或贷记“其他收入”科目（投资收益）。

持有的长期债券投资，应在债券持有期间按照票面价值与票面利率按期计算确认利息收入，如为到期一次还本付息的债券投资，借记“长期投资——债权投资（应收利息）”科目，贷记“其他收入”科目（投资收益）；如为分期付息、到期还本的债券投资，借记“其他应收款”科目，贷记“其他收入”科目（投资收益）。

出售长期债权投资或到期收回长期债权投资本息，按照实际收到的金额，借记“银行存款”等科目，按照债券初始投资成本和已计未收利息金额，贷记“长期投资——债权投资（成本、应收利息）”“其他应收款”科目，按照其差额，贷记或借记“其他收入”科目（投资收益）。

第四，盘盈的库存物资、固定资产等，在经批准处理时，借记“待处理财产损溢”科目，贷记“其他收入”科目。

第五，接受的捐赠资金，按照实际收到的金额，借记“银行存款”等科目，贷记“其他收入”科目；接受的实物资产捐赠，按照同类或类似资产的市场价格或有关凭据注明的金额加上相关税费，借记“固定资产”等科目，按发生的相关税费金额，贷记“银行存款”等科目，按其差额，贷记“其他收入”科目。

第六，确实无法支付的应付款项，按照经批准核销的金额，借记“应付账款”“其他应付款”科目，贷记“其他收入”科目。

第七，期末，将本科目余额转入本期结余，借记“其他收入”科目，贷记“本期结余”科目。

医院其他收入核算举例如下。

【例5-1-4】某医院某年有关其他收入业务

医院本月食堂收入6万元，存入银行。其会计分录如下：

借：银行存款　　60000

　贷：其他收入——食堂收入　　60000

医院出租礼堂，预收年租金2.4万元，存入银行。每月租金为2000元。其会计分录如下：

收到预付的租金时

借：银行存款　　24000

　贷：其他应收款　　24000

分期确认租金收入时

借:其他应收款　　2000

　贷:其他收入——固定资产出租收入　　2000

医院购买L公司的到期一次还本付息3年债券,本月获得利息收入1.8万元,转存银行。其会计分录如下:

借:长期投资——债权投资——应收利息　　18000

　贷:其他收入——投资收益　　18000

医院处理废品1批,收到现金200元。其会计分录如下:

借:库存现金　　200

　贷:其他收入——废品变价收入　　200

收到救护车收入现金500元。其会计分录如下:

借:库存现金　　500

　贷:其他收入——救护车收入　　500

收到进修费收入现金2000元。其会计分录如下:

借:库存现金　　2000

　贷:其他收入——进修费收入　　2000

医院开户银行发来转账通知,付医院存款利息3000元。其会计分录如下:

借:银行存款　　3000

　贷:其他收入——存款利息收入　　3000

转让无形资产1项,价款40万元存入银行。应缴税金2万元。其会计分录如下:

借:银行存款　　400000

　贷:应缴税费　　20000

　　其他收入——转让无形资产　　380000

接受华侨捐赠200万元,存入银行。其会计分录如下:

借:银行存款　　2000000

　贷:其他收入——捐赠收入　　2000000

期末,确实无法支付的应付款项9280元,经批准核销。

借:应付账款　　9280

　贷:其他收入　　9280

期末,所有其他收入转入“本期结余”科目,金额为2132980元。

借:其他收入　　2132980

　贷:本期结余　　2132980

第二节　医院支出的核算

一、医疗业务成本的核算

(一)医疗业务成本概念

医疗业务成本是指医院开展医疗服务及其辅助活动发生的各项费用,包括人员经费、耗用的药品及卫生材料费、固定资产折旧费、无形资产摊销费、提取医疗风险基金和其他费用,不包括财政补助收入和科教项目收入形成的固定资产折旧和无形资产摊销。其中,人员经费包括基本工资、绩效工资(津贴补贴、奖金)、社会保障缴费、住房公积金等。其他费用包括办公费、印刷费、水费、电费、邮电费、取暖费、物业管理费、差旅费、会议费、培训费等。

(二)医疗业务成本的账务处理

为了核算医疗业务成本,医院应设置“医疗业务成本”科目,属于费用类科目。借方登记医疗业务成本的发生数,贷方登记医疗业务成本的结转。期末结转后,本科目应无余额。

本科目应设置“人员经费”“卫生材料费”“药品费”“固定资产折旧费”“无形资产摊销费”“提取医疗风险基金”“其他费用”等一级明细科目，并按照各具体科室进行明细核算，归集临床服务、医疗技术、医疗辅助类各科室发生的，能够直接计入各科室或采用一定方法计算后计入各科室的直接成本①。

“人员经费”“其他费用”明细科目下还应参照《政府收支分类科目》中“支出经济分类科目”的相关科目进行明细核算。

医院应当在本科目下设置“财政基本补助支出”备查簿，按《政府收支分类科目》中“支出功能分类科目”以及“支出经济分类科目”的相关科目，对各项归属于医疗业务成本的财政基本补助支出进行登记。

医疗业务成本的主要账务处理如下。

为从事医疗活动及其辅助活动人员计提的薪酬、福利费等，借记“医疗业务成本”科目（人员经费），贷记“应付职工薪酬”“应付福利费”“应付社会保障费”等科目。

开展医疗活动及其辅助活动中，内部领用或出售发出的药品、卫生材料等，按其实际成本，借记“医疗业务成本”科目（卫生材料费、药品费），贷记“库存物资”科目。

开展医疗活动及其辅助活动所使用固定资产、无形资产计提的折旧、摊销，按照财政补助、科教项目资金形成的金额部分，借记“待冲基金”科目，按照应提折旧、摊销额中的其余金额部分，借记“医疗业务成本”科目（固定资产折旧费、无形资产摊销费），按照应计提的折旧、摊销额，贷记“累计折旧”“累计摊销”科目。

计提的医疗风险基金，按照计提金额，借记“医疗业务成本”科目（提取医疗风险基金），贷记“专用基金——医疗风险基金”科目。

开展医疗活动及其辅助活动中发生的其他各项费用，借记“医疗业务成本”科目（其他费用），贷记“银行存款”“待摊费用”等科目。

---

①王力男．卫生费用增长影响因素与可持续性研究[D]．上海：上海财经大学，2020.

期末，将本科目余额转入本期结余，借记“本期结余”科目，贷记“医疗业务成本”科目。

需要注意以下几点。①医院统一负担的离退休人员经费在“管理费用”科目核算，不在“医疗业务成本”科目核算。②使用财政基本补助发生的归属于医疗业务成本的支出，在“医疗业务成本”科目核算；使用财政项目补助发生的支出，在“财政项目补助支出”科目核算，不在“医疗业务成本”科目核算。③医院开展科研、教学项目使用自筹配套资金发生的支出，以及医院开展的不与《医院会计制度》规定的特定“项目”相关的医疗辅助科研、教学活动发生的相关人员经费、专用材料费、资产折旧（摊销）费等费用，在“医疗业务成本”科目核算，不在“财政项目补助支出”“科教项目支出”科目核算。

医院医疗业务成本核算举例如下。

【例5-2-1】某医院某年有关医疗业务成本业务

月末，医院将应付工资进行分配。医院应发工资28万元，其中，医疗部门15万元，药品部门5万元，制剂生产工人1万元，行政后勤5.5万元，在建工程1.5万元。财会部门根据有关凭证，填制记账凭单，作会计分录如下：

借：医疗业务成本——人员经费	200000	
在加工物资	10000	
管理费用	55000	
在建工程	15000	
贷：应付职工薪酬		280000

制剂生产科室从药库领用中草药3万元、卫生材料2000元，用于生产中成药。财会部门根据有关凭证，填制记账凭单，作会计分录如下：

借：医疗业务成本——卫生材料费	2000	
——药品费	30000	
贷：库存物资——卫生材料		2000
——药品——药库——中草药		30000

某月医院发生固定资产计提折旧和无形资产摊销情况（按年限平均法计提折旧）如下：用财政补助、科教项目资金形成的固定资产计提折旧18万元、无形资产摊销2万元；医疗及其辅助科室固定资产计提折旧32万元、无形资产摊销6万元；行政及后勤管理部门固定资产计提折旧8万元。财会部门根据有关凭证，填制记账凭单，作会计分录如下：

固定资产计提折旧

借：待冲基金	180000	
医疗业务成本——固定资产折旧费	320000	
管理费用	80000	
贷：累计折旧		580000

无形资产摊销

借：待冲基金	20000	
医疗业务成本——无形资产摊销费	60000	
贷：累计摊销		80000

期末，医院计提医疗风险基金10万元。财会部门根据有关凭证，填制记账凭单，作会计分录如下：

借：医疗业务成本——提取医疗风险基金	100000	
贷：专用基金——医疗风险基金		100000

手术室李某出差回来报销差旅费5200元，原借款5000元，财务部门补付王某现金200元。财会部门根据有关凭证，填制记账凭单，作会计分录如下：

借：医疗业务成本——其他费用	5200	
贷：其他应收款——王某		5000
库存现金		200

期末，将“医疗业务成本”科目余额93.89万元结转。财会部门根据有关凭证，填制记账凭单，作会计分录如下：

借:本期结余　　938900

　贷:医疗业务成本　　938900

二、科教项目支出的核算

科教项目支出是指医院使用除财政补助收入以外的科研、教学项目收入开展科研、教学项目活动所发生的各项支出。用于购建固定资产、无形资产等发生的支出,应同时计入净资产,按规定分期结转。

为了核算科教项目支出,医院应设置"科教项目支出"科目,属于费用类科目。借方登记科教项目支出的发生数,贷方登记科教项目支出的结转。期末结转后,本科目应无余额。

本科目应设置"科研项目支出""教学项目支出"两个明细科目,并按具体项目进行明细核算。医院还应设置相应的辅助账,登记开展各科研、教学项目所使用自筹配套资金的情况。

科教项目支出的主要账务处理如下。

使用科教项目收入发生的各项支出,按实际支出金额,借记"科教项目支出"科目,贷记"银行存款"等科目;形成固定资产、无形资产、库存物资的,还应同时借记"固定资产""无形资产""库存物资"等科目,贷记"待冲基金——待冲科教项目基金"科目。

期末,将"科教项目支出"科目余额转入科教项目结转(余),借记"科教项目结转(余)"科目,贷记本科目。

医院科教项目支出核算举例如下。

【例5-2-2】某医院某年有关科教项目支出业务

医院用非财政科研项目补助,购置1台教学用、需安装的设备23万元,装卸搬运费1000元,安装调试费6000元,均以转账支票结算。其会计分录如下:

借:科教项目支出——教学项目支出　　237000

　贷:银行存款　　237000

同时

借:在建工程　237000

　贷:待冲基金——待冲科教项目基金　237000

安装完工投入使用时

借:固定资产　237000

　贷:在建工程　237000

期末结转“科教项目支出”借方余额152万元。

借:科教项目结转(余)——教学项目结转(余)　1520000

　贷:科教项目支出——教学项目支出　1520000

三、管理费用的核算

管理费用是指医院行政及后勤管理部门为组织、管理医疗、科研、教学业务活动所发生的各项费用,包括医院行政及后勤管理部门发生的人员经费、公用经费、资产折旧(摊销)费等费用,以及医院统一负担的离退休人员经费、坏账损失、银行借款利息支出、银行手续费支出、汇兑损益、聘请中介机构费、印花税、房产税、车船使用税等。管理费用不包括计入科教项目、基本建设项目支出的管理费用。

为了核算管理费用,医院应设置“管理费用”科目,属于费用类科目。借方登记管理费用的发生数,贷方登记管理费用的结转。期末结转后,本科目应无余额。

本科目应设置“人员经费”“固定资产折旧费”“无形资产摊销费”“其他费用”等一级明细科目。其中,“人员经费”“其他费用”明细科目下应参照《政府收支分类科目》中“支出经济分类科目”的相关科目进行明细核算。

医院应当在本科目下设置“财政基本补助支出”备查簿,按《政府收支分类科目》中“支出功能分类科目”“支出经济分类科目”的相关科目,对各项归属于管理费用的财政基本补助支出进行登记。

管理费用的主要账务处理如下。

为行政及后勤管理部门人员以及离退休人员计提的薪酬、福利费等，借记“管理费用”科目（人员经费），贷记“应付职工薪酬”“应付福利费”“应付社会保障费”等科目。

行政及后勤管理部门所使用固定资产、无形资产计提的折旧、摊销，按照财政补助、科教项目资金形成的金额部分，借记“待冲基金”科目，按照应提折旧、摊销额中的其余金额部分，借记“管理费用”科目（固定资产折旧费、无形资产摊销费），按照应计提的折旧、摊销额，贷记“累计折旧”“累计摊销”科目。

提取坏账准备时，借记“管理费用”科目（其他费用），贷记“坏账准备”科目；冲减坏账准备时，借记“坏账准备”科目，贷记“管理费用”科目（其他费用）。

发生应计入管理费用的银行借款利息支出时，借记“管理费用”科目（其他费用），贷记“预提费用”“银行存款”“长期借款”等科目。

发生汇兑净收益时，借记“银行存款”“应付账款”等科目，贷记“管理费用”科目（其他费用）；发生汇兑净损失时，借记“管理费用”科目（其他费用），贷记“银行存款”“应付账款”等科目。

发生其他各项管理费用时，借记“管理费用”科目（其他费用），贷记“库存现金”“银行存款”“库存物资”“待摊费用”等科目。

期末，将“管理费用”科目余额转入本期结余，借记“本期结余”科目，贷记“管理费用”科目。

需要注意以下几点。①为购建固定资产取得的专门借款，在工程项目建设期间的借款利息应予资本化，不在“管理费用”科目核算；在工程完工交付使用后发生的专门借款利息，在“管理费用”科目核算。②使用财政基本补助发生的归属于管理费用的支出，在“管理费用”科目核算；使用财政项目补助发生的支出，在“财政项目补助支出”科目核算，不在“管理费用”科目核算。

医院管理费用核算举例如下。

【例5-2-3】某医院某年有关管理费用业务

接银行通知，转付行政部门本月电话费2890元。财会部门根据有关凭证，填制记账凭单，作会计分录如下：

借：管理费用——其他费用　　2890

　贷：银行存款　　2890

月末，医院为行政及后勤管理部门人员及离退休人员计提薪酬5.6万元、福利费7840元、社会保障费1.2万元。财会部门根据有关凭证，填制记账凭单，作会计分录如下：

借：管理费用——人员经费　　75840

　贷：应付职工薪酬　　56000

　　应付福利费　　7840

　　应付社会保障费　　12000

期末，医院提取坏账准备2000元。财会部门根据有关凭证，填制记账凭单，作会计分录如下：

借：管理费用——其他费用　　2000

　贷：坏账准备　　2000

期末，将“管理费用”科目余额8.62万元结转。

借：本期结余　　86200

　贷：管理费用　　86200

第六章　医院净资产的核算

医院净资产是指医院资产减去负债后的余额，包括事业基金、专用基金、待冲基金、财政补助结转(余)、科教项目结转(余)等。

第一节　基金的核算

一、事业基金的核算

(一)事业基金的核算内容

事业基金科目核算医院拥有的非限定用途的净资产，主要包括滚存的结余资金和科教项目结余解除限定后转入的金额等。医院发生需要调整以前年度结余的事项，凡国家另有规定的，从其规定；没有规定的，应通过本科目进行核算，并在会计报表附注中予以说明。

所谓限定性净资产是指组织资源的提供者或者国家有关法律、行政法规对其经济利益的使用设置了时间限制或(和)用途限制的资产。时间限制要求资源只能在特定时间内或规定的日期之后使用，用途限制要求资源用于特定目的。例如，某捐赠组织于某年向当地民间非营利医院捐赠50万元，但要求该医院只能在第二年之后才能用于特定目的。可见，捐赠者为该医院什么时间使用此项捐款设置了时间性限定。若捐赠者捐赠的资金是为了扶持当地民间非营利医院治疗老年人白内障医疗技术的发展，要求资金只能用于医疗设备的购置，则捐赠者为该医院如何使用此项捐款设置了用途限定。时间和用途限制有其共同点，就是或者随着时间的流逝，或者由于受捐赠组织的行为，限制条件是可以满足的；并且捐赠资产是可以支用的。这些限制都有暂时性，一旦满足了规定条件，限制就消失了。

（二）事业基金的账务处理

按规定将科教项目结项后的结余资金转入事业基金时，借记"科教项目结转（余）"科目，贷记本科目。

【例6-1-1】某医院某年有关事业基金业务

某医院主管单位1月1日拨来年度教育资金24万元，当年教学相关支出总额为22万元。同年12月15日，1项科研课题结项通过，报销完所有有关课题支出后剩余课题经费5.6万元。相关会计分录如下：

12月15日，课题剩余经费结转

借：科教项目结转（余）——科研项目结转（余）　　56000

　贷：事业基金　　56000

12月31日，结转当年教学项目结余

借：科教项目结转（余）——教学项目结转（余）　　20000

　贷：事业基金　　20000

年末，将当年未分配结余转入事业基金时，借记"结余分配——转入事业基金"科目，贷记本科目。

二、专用基金的核算

（一）专用基金的核算内容

专用基金科目核算医院按规定设置、提取的具有专门用途的净资产，如职工福利基金、医疗风险基金等。本科目应按照基金类别设置明细账，进行明细核算。

（二）专用基金的账务处理

按照有关规定提取职工福利基金时，借记“结余分配——提取职工福利基金”科目，贷记本科目（职工福利基金）。

按照有关规定提取医疗风险基金时，借记“医疗业务成本”科目，贷记本科目（医疗风险基金）。

按规定使用专用基金时，借记本科目，贷记“银行存款”等科目。所提取的医疗风险基金不足支付时，按照超出部分的金额，借记“医疗业务成本”科目，贷记“银行存款”等科目①。

【例6-1-2】某医院有关职工福利基金业务

某医院年底转入结余分配的金额为30万元，提取职工福利基金3万元。该项会计分录如下：

借：结余分配——提取职工福利基金　　30000

　贷：专用基金——职工福利基金　　30000

【例6-1-3】某医院有关医疗风险基金业务

某医院年医疗收入3000万元，按照规定需要提取2%的医疗风险基金。年末计提医疗风险基金时，会计分录如下：

借：医疗业务成本——提取医疗风险基金　　600000

　贷：专用基金——医疗风险基金　　600000

【例6-1-4】某医院3月有关专用基金业务

某医院3月动用职工福利基金发放职工福利4.5万元。同月发生一起医疗事故，支付赔偿金15万元，当时医疗风险基金余额为10万元。相关会计分录如下：

①智海燕．公立医院专项资金管理存在的问题与对策[J]．中国总会计师，2023(5)：143-145.

借：专用基金——职工福利基金　　45000
　　　　　——医疗风险基金　　100000
　医疗业务成本——其他费用——医疗事故赔偿支出　　50000
　贷：银行存款　　195000

三、待冲基金的核算

（一）待冲基金的核算内容

待冲基金科目核算医院使用财政补助、科教项目收入购建固定资产、无形资产或购买药品、卫生材料等物资所形成的，留待计提资产折旧、摊销或领用发出库存物资时予以冲减的基金。

本科目应设置“待冲财政基金”和“待冲科教项目基金”两个明细科目，进行明细核算。其中，“待冲财政基金”明细科目核算使用财政补助购建固定资产、无形资产或购买药品、卫生材料等物资所形成的，留待计提资产折旧、摊销或领用发出库存物资时予以冲减的基金；“待冲科教项目基金”明细科目核算使用科教项目收入购入固定资产、无形资产或购买药品、卫生材料等物资所形成的，留待计提资产折旧、摊销或领用发出库存物资时予以冲减的基金。

（二）待冲基金的确认与计量

待冲基金应当在使用财政补助、科教项目收入购建固定资产、无形资产或购买药品、卫生材料等物资发生支出时予以确认，并在相关固定资产、无形资产按期计提折旧、摊销或领用发出库存物资时予以冲减。领用发出库存物资一并冲减的待冲基金金额为发出库存物资所对应的待冲基金金额。随相关固定资产、无形资产各期计提折旧、摊销一并冲减的待冲基金金额按照以下公式计算确定：

相关资产计提折旧、摊销时应冲减的待冲基金金额＝相关资产应计提的折旧、摊销额×相关资产入账成本中财政补助资金或科教项目资金所占的比例相关固定资产、无形资产在提足折旧、摊销前处置、盘亏的以及相关库存物资在领用发出前发生盘亏、变质、毁损的，应当在将该资产予以冲销的同时，将该资产所对应的尚未冲减完毕的待冲基金一并冲销。

（三）待冲基金的账务处理

使用财政补助资金为购建固定资产、无形资产或购买药品、卫生材料等库存物资发生支出时，按照实际支出金额，借记“财政项目补助支出”等科目，贷记“财政补助收入”“零余额账户用款额度”“银行存款”等科目；同时，借记“在建工程”“固定资产”“无形资产”“库存物资”等科目，贷记“待冲基金——待冲财政基金”科目。

使用科教项目资金为购入固定资产、无形资产或购买药品、卫生材料等库存物资发生支出时，按照实际支出金额，借记“科教项目支出”科目，贷记“银行存款”等科目；同时，借记“固定资产”“无形资产”“库存物资”等科目，贷记“待冲基金——待冲科教项目基金”科目。

财政补助、科教项目资金形成的固定资产、无形资产计提折旧、摊销时，按照财政补助、科教项目资金形成的金额部分，借记本科目，按照应提折旧、摊销额中的其余金额部分，借记“医疗业务成本”“管理费用”等科目，按照应计提的折旧、摊销额，贷记“累计折旧”“累计摊销”科目。

领用、发出财政补助、科教项目资金形成的库存物资时，按发出物资所对应的待冲基金金额，借记本科目，贷记“库存物资”科目。

处置、盘亏财政补助、科教项目资金形成的固定资产、无形资产以及财政补助、科教项目资金形成的库存物资发生盘亏、变质、毁损的，应当在进行相关账务处理的同时，按该项资产对应的尚未冲减完毕的待冲基金数额，借记本科目，贷记“固定资产”“无形资产”“库存物资”等科目。

本科目期末贷方余额反映医院尚未冲减完毕的待冲基金数额。

【例6-1-5】某医院9月有关支付施工费业务

某医院9月3日使用财政专项资金支付（财政直接支付方式）在建办公楼施工费120万元，9月5日该医院收到了代理银行转来的财政直接支付到账通知书。该医院9月5日应作会计分录如下：

借：财政项目补助支出　　1200000

　贷：财政补助收入——项目支出　　1200000

借：在建工程——施工费　　1200000

　贷：待冲基金——待冲财政基金　　1200000

【例6-1-6】某医院9月有关支付卫生材料费业务

某医院9月8日使用财政专项资金支付（财政授权支付方式）采购卫生材料费20万元。该医院9月10日收到了财政零余额账户代理银行转来的财政授权支付到账通知书。该医院应于9月10日进行账务处理如下：

借：财政项目补助支出　　200000

　贷：零余额账户用款额度　　200000

借：库存物资——卫生材料　　200000

　贷：待冲基金——待冲财政基金　　200000

【例6-1-7】某医院10月有关固定资产折旧业务

某医院10月医疗设备计提折旧金额为80万元，这些医疗设备中60%是使用财政专项资金购买的，则相关会计处理如下：

冲销待冲基金的金额＝800000×60%＝480000（元）

借：待冲基金——待冲财政基金　　480000

　　医疗业务成本——固定资产折旧费　　320000

　贷：累计折旧　　800000

【例6-1-8】某医院12月有关库存物资作废业务

某医院12月份盘存库存物资，发现一批卫生材料变质，完全不能使用，该批物资原值12万元，是使用专项财政资金采购，此前已经发出5万元。则相关会计分录如下：

借：待冲基金——待冲财政基金　　70000

　贷：库存物资——卫生材料　　70000

第二节 结余与结余分配的核算

一、财政补助结转(余)的核算

(一)财政补助结转(余)的核算内容

财政补助结转(余)科目核算医院历年滚存的财政补助结转和结余资金,包括基本支出结转、项目支出结转和项目支出结余。本科目应当设置"财政补助结转""财政补助结余"两个一级明细科目。

"财政补助结转"一级明细科目下应设置"基本支出结转""项目支出结转"两个二级明细科目。"基本支出结转"二级明细科目下应按照《政府收支分类科目》中"支出功能分类科目"的相关科目进行明细核算。"项目支出结转"二级明细科目下应按照《政府收支分类科目》中"支出功能分类科目"的"医疗卫生""科学技术""教育"等相关科目以及具体项目进行明细核算。

"财政补助结余"一级明细科目下应当按照《政府收支分类科目》中"支出功能分类科目"的相关科目进行明细核算。

(二)财政补助结转(余)的账务处理

期末,将本期财政项目补助收入结转入财政补助结转(余)时,借记"财政补助收入——项目支出"科目,贷记本科目(财政补助结转——项目支出结转);将本期财政项目补助支出结转入财政补助结转(余)时,借记本科目(财政补助结转——项目支出结转),贷记"财政项目补助支出"科目。

年末,将本年财政基本补助结转转入财政补助结转(余)时,按"财政补助收入——基本支出"明细科目本年发生额减去"医疗业务成本""管理费用"科目下"财政基本补助支出"备查簿中登记的本年发生额合计后的金额，借记“本期结余”科目，贷记本科目（财政补助结转——基本支出结转）。

年末，完成上述结转后，应当对本科目下“财政补助结转——项目支出结转”明细科目下所属各明细项目的执行情况进行分析，按照有关规定将符合财政补助结余资金性质的对应项目的贷方余额转入本科目下“财政补助结余”明细科目。按照各项目结转金额，借记本科目（财政补助结转——项目支出结转——××项目），贷记本科目。

按规定向主管部门等上缴财政补助结转和结余资金、注销财政补助结转和结余额度等时，按实际上缴资金数额或注销的资金额度数额，借记本科目，贷记“财政应返还额度”“零余额账户用款额度”“银行存款”等科目。

本科目期末贷方余额反映医院财政补助结转和结余资金数额。

【例6-2-1】某医院某年12月有关财政补助结转（余）业务

某医院某年12月31日，财政项目补助收入账户贷方余额20万元，财政项目补助支出借方余额17万元，需要作会计分录如下：

借：财政补助收入——项目支出　　200000

　贷：财政补助结转（余）——财政补助结转——项目支出结转　　200000

借：财政补助结转（余）——财政补助结转——项目支出结转　　170000

　贷：财政项目补助支出　　170000

该医院将财政项目补助收支结转后，“财政补助结转——项目支出结转”明细科目下包括三个具体项目，其中一个项目下结转金额8万元，该项目已经结项，项目资金已解除限定；另两个项目还在执行中。则需要作会计处理如下：

借：财政补助结转（余）——财政补助结转——项目支出结转——××项目　　80000

　贷：财政补助结转（余）——财政补助结余　　80000

根据相关规定，项目结余资金应该在1个月内上缴给主管部门，假设该医院是财政授权支付模式，则次年1月上缴该项结余资金时，需要作会计处理如下：

借：财政补助结转（余）——财政补助结余　　80000

　贷：零余额账户用款额度　　80000

二、科教项目结转（余）的核算

（一）科教项目结转（余）的核算内容

科教项目结转（余）核算医院尚未结项的非财政资助科研、教学项目累计所取得收入减去累计发生支出后，留待下期按原用途继续使用的结转资金，以及医院已经结项但尚未解除限定的非财政科教项目结余资金。本科目应设置“科研项目结转（余）”和“教学项目结转（余）”两个明细科目，并按具体项目进行明细核算。

这里的“项目”，指医院从财政部门以外的部门或单位取得的、具有指定用途、项目完成后需要报送项目资金支出决算和使用效果书面报告的资金所对应的项目。

这里的“累计发生支出”，指使用非财政科研、教学项目收入累计所发生的支出。

（二）科教项目结转（余）的账务处理

期末，结转本期科教项目收入，借记“科教项目收入”科目，贷记本科目。

期末，结转本期科教项目支出，借记本科目，贷记“科教项目支出”科目。

科教项目结项后如有结余资金并解除限定可以转入事业基金的，按照结转金额，借记本科目，贷记“事业基金”科目。本科目期末贷方余额反映医院留待下期按原用途继续使用的非财政科研、教学项目结转资金数额以及尚未解除限定的非财政科研、教学项目结余资金数额。

【例6-2-2】某医院某年9月有关科教项目结转(余)业务

某医院于某年9月5日收到国家自然科学基金委拨来的科研课题资金30万元。9月1日上级主管单位××医科大学派遣100名学生到该医院进行1年的临床学习,9月10日收到××医科大学拨来的本学期教学费用200万元。该医院月底需要作会计分录如下:

借:科教项目收入——科研项目收入　　300000
　　　　　　　　——教学项目收入　　2000000
　贷:科教项目结转(余)——科研项目结转(余)　　300000
　　　　　　　　　　——教学项目结转(余)　　2000000

该医院9月在该自然科学基金项目下发生支出12万元,教学经费项目下发生支出36万元,则月底结转教学项目支出需作会计分录如下:

借:科教项目结转(余)——科研项目结转(余)　　120000
　　　　　　　　　　——教学项目结转(余)　　360000
　贷:科教项目支出——科研项目支出　　120000
　　　　　　　　——教学项目支出　　360000

假设该教学项目资金到次年1月底学期结束前支出总金额为175万元,结余25万元根据主管单位的规定可以转入医院的事业基金,则转入事业基金时需作会计分录如下:

借:科教项目结转(余)——教学项目结转(余)　　250000
　贷:事业基金　　250000

三、本期结余的核算

(一)本期结余的核算内容

本期结余科目核算医院本期除财政项目补助收支、科教项目收支以外的各项收入减去各项费用后的结余。

(二)本期结余的账务处理

期末,应将除财政项目补助收支、科教项目收支以外的其他各收入、费用类科目的本期发生额结转入本期结余。按照应结转的各收入类科目的本期发生额，借记“医疗收入”“财政补助收入——基本支出”“其他收入”科目，贷记本科目；同时，按照应结转的各费用类科目的本期发生额，借记本科目，贷记“医疗业务成本”“管理费用”“其他支出”科目。

年末，经过上述结转后，首先，应将本年财政基本补助结转转入财政补助结转（余），按“财政补助收入——基本支出”明细科目本年发生额减去“医疗业务成本”“管理费用”科目下“财政基本补助支出”备查簿中登记的本年发生额合计后的金额，借记本科目，贷记“财政补助结转（余）——财政补助结转（基本支出结转）”科目。

其次，将扣除财政基本补助结转后本年实现的业务结余（或发生的业务亏损）结转入结余分配。如扣除财政基本补助结转后本科目为贷方余额（为本年实现的业务结余），借记本科目，贷记“结余分配”科目；如扣除财政基本补助结转后本科目为借方余额（为本年发生的业务亏损），借记“结余分配”科目，贷记本科目。

本科目期末如为贷方余额，反映医院自年初至报告期末累计实现的业务结余；如为借方余额，反映医院自年初至报告期末累计发生的业务亏损。年末结转后，本科目应无余额。

【例6-2-3】某医院某年年底结转本期结余业务

某医院某年年底医疗收入贷方余额为1200万元，财政基本补助收入贷方余额560万元，其他收入贷方余额40万元。医疗业务成本借方余额900万元，管理费用借方余额450万元，其他支出300万元。结转本期结余的相关会计分录如下：

借：医疗收入	12000000
财政补助收入——基本支出	5600000
其他收入	400000
贷：本期结余	18000000

借：本期结余　　16500000

　贷：医疗业务成本　　9000000

　　管理费用　　4500000

　　其他支出　　3000000

医疗业务成本中财政基本补助支出320万元，管理费用中财政基本补助支出220万元。相关会计处理如下：

本年财政基本补助结转转入财政补助结转（余）。

结转金额＝5600000－（3200000＋2200000）＝200000（元）

借：本期结余　　200000

　贷：财政补助结转（余）——财政补助结转——基本支出结转

　　200000

将扣除财政基本补助结转后本年实现的业务结余（或发生的业务亏损）结转入结余分配。

转入结余分配金额＝本期结余贷方发生额－本期结余借方发生额－财政基本补助结转＝18000000－16500000－200000＝1300000（元）

余额在贷方，说明本年度实现了业务结余，会计分录如下：

借：本期结余　　1300000

　贷：结余分配　　1300000

说明：本例中实际用到了业务结余计算公式：

业务收支结余＝医疗收支结余＋其他收入－其他支出

其中，医疗收支结余＝医疗收入＋财政基本支出补助收入－医疗支出－管理费用。

四、结余分配的核算

（一）结余分配的核算内容

结余分配科目核算医院当年提取职工福利基金、未分配结余结转事业基金、用事业基金弥补亏损等的情况和结果。本科目应设置“事业基金弥补亏损”“提取职工福利基金”“转入事业基金”等明细科目，进行明细核算。

（二）结余分配的账务处理

年末，将本年扣除财政基本补助结转后实现的业务结余结转入结余分配时，借记“本期结余”科目，贷记本科目；将本年扣除财政基本补助结转后发生的业务亏损结转入结余分配时，借记本科目，贷记“本期结余”科目。

【例6-2-4】

续[例6-2-3]，假设出现两种情况：情形一，所有数据跟前例一致；情形二，假设医疗业务成本1300万元，其他数据不变。以下分别作两种情形下的会计处理。

如果是情形一，则跟[例6-2-3]一样：

借：本期结余　　1300000

　贷：结余分配　　1300000

如果是情形二，则：

转入结余分配金额＝本期结余贷方发生额－本期结余借方发生额－财政基本补助结转＝18000000－19500000－200000＝-1700000（元）

余额在借方，说明本年度是业务亏损，作会计分录如下：

借：结余分配　　1700000

　贷：本期结余　　1700000

经过上述结转后，本科目为贷方余额的，可以按国家有关规定提取职工福利基金，剩余部分转入事业基金。提取职工福利基金时，借记本科目（提取职工福利基金），贷记“专用基金”科目；将提取职工福利基金后本科目的贷方余额转入事业基金时，借记本科目（转入事业基金），贷记“事业基金”科目。

【例6-2-5】

续[例6-2-4]情形一，假设按照本期收支结余的8%提取职工福利基金，提取后的金额转入事业基金。相关会计分录如下：

提取职工福利基金：

提取金额＝1300000×8%＝104000（元）

借：结余分配　　104000

　贷：专用基金——职工福利基金　　104000

提取职工福利基金后本科目的贷方余额转入事业基金。

借：结余分配——转入事业基金　　1196000

　贷：事业基金　　1196000

经过上述结转后，本科目为借方余额的，应由事业基金弥补，不得进行其他分配；事业基金不足以弥补的，为累计未弥补亏损。以事业基金弥补亏损时，借记“事业基金”科目，贷记本科目（事业基金弥补亏损）。

【例6-2-6】

续[例6-2-4]情形二，需要用事业基金弥补当年亏损，假设事业基金余额大于当年亏损额，则作会计分录如下：

借：事业基金　　1700000

　贷：结余分配——事业基金弥补亏损　　1700000

年末将未分配结余转入事业基金后，本科目一般应无余额。本科目年末有借方余额的，表示医院累计未弥补的亏损。

第七章　医院财务报告与财务分析

第一节　医院财务报告概述

一、医院财务报告的概念和作用

（一）医院财务报告的概念

医院财务报告是指医院根据日常的会计核算资料加以归集、加工、汇总，系统、全面地反映医院一定时期的财务状况和业务开展成果的总括性书面文件。医院财务报告主要包括会计报表和财务情况说明书。

医院日常的会计核算主要依赖会计凭证和账簿，虽然可以反映医院的经济活动，但所提供的信息是分散的，很难满足投资者、债权人和社会有关方面了解医院会计信息的需要，也不能满足医院加强内部经济管理的需要。医院财务报告是医院向投资者、债权人、国家宏观经济管理部门等提供的总括反映医院一定时期财务状况和业务成果的总结性材料。因此，定期对医院日常的会计资料进行分类和处理，形成财务报告也就成为会计核算工作的最后一个步骤。

（二）医院财务报告的作用

根据财务报告提供的有关资料，医院及其他各方信息使用者可以考核、分析医疗及药品等收入、支出和结余情况，评价医院经济工作的质量，分析、研究、预测医院经济前景，以利于作出决策，加强财务管理。医院财务报告的具体作用表现在以下几个方面。

第一，医院管理者利用财务报告，有利于加强医院自身的财务管理工作。

医院管理者可以通过财务报告，了解医院财务状况和报告期内的事业成果、分析预算执行情况，结合业务工作，考核、分析医院事业计划和工作任务完成情况。通过报表数据，医院管理者可以分析各项资金的取得和使用是否合理，是否执行国家规定的收支标准，检查国家有关方针、政策、财务会计制度和财经纪律的执行情况。通过对报表数据的分析，医院管理者可以考核资金使用效益情况，总结医院财务管理经验，分析医院经济情况，进一步找出薄弱环节，从而改善医院财务管理工作，提高财务管理水平，确定医院下一步工作计划。

第二，主管部门和财政部门等利用财务报告，有利于对医院的检查、监督和考核。

国家及各级卫生主管部门、财政部门，通过财务报告能掌握医院经济活动和财务收支状况，检查医院预算执行情况，考核医院对财经纪律、法规、制度的遵守情况，分析不同类型、不同地区、不同规模的医院在经营中存在的问题，为制定医院发展和财政预算等相关政策提供依据。

第三，其他的财务报告使用者利用财务报告，有利于全面了解医院的财务状况。

投资人通过财务报告可以了解医院的财务状况和经营成果；债权人可以从财务报告中获得医院的偿债能力信息；银行、审计等部门通过财务报告可以了解和评价医院的财务状况和资金的使用效果；其他各种当前或潜在的信息使用者也都可以利用财务报告提供的信息，作出他们合理的决策。

二、医院财务报告的组成

（一）会计报表

医院会计报表是医院会计核算的最终产品，是对各种会计核算资料加以整理、汇总加工而形成的具有内在联系、相互配合、相互补充的综合性信息资料。

根据《医院会计制度》，会计报表由资产负债表、收入支出总表、医疗收支明细表、药品收支明细表、基金变动情况表组成。其中，资产负债表、收入支出总表、基金变动情况表是主报表，医疗收支明细表、药品收支明细表是辅助报表。此外，为了完整反映医院的社会效益和经济效益，还包括一种统计报表——基本数字表。

医院由于内部管理的需要，还可自行设计内部财务报表，如管理费用明细表、其他收支明细表等，以满足医院进行经济核算、开展增收节支、合理分配结余资金以及财务分析的需要。

医院会计报表按照编报时间不同，可分为月报表、季报表和年报表。月报表每月报送 1 次，在下月 5 日内报送；季报表在每季度结束后 10 日内报送；年报表在每年结束后 15 日内报送。

（二）财务情况说明书

医院财务情况说明书是为了帮助报表使用者了解医院财务状况和财务成果，对财务报表进行补充说明的书面资料。

根据《医院财务制度》，财务情况说明书主要说明医院的业务开展情况、结余实现与分配、资金增减与周转、财务收支、财产变动、财务分析评价等情况，对本期或下期财务状况发生重大影响的事项，专项资金的使用情况以及其他需要说明的事项。由于财务情况说明书侧重于文字说明和分析，便于报表使用者阅读和理解，医院在编制财务报告时，既要注意编制财务报表，也要注重编写财务情况说明书。

三、医院财务报告的编制要求

医院财务报告是医院主管部门和财政部门以及其他报告使用者了解医院财务状况和成果的主要资料来源，也是医院加强内部管理进行管理决策的重要依据，因此必须全面、真实、及时地编制财务报告。编制财务报告最主要的工作是编制财务报表，在编制财务报表时要按以下要求进行。

财务报表应按照规定的格式、内容和期限向有关部门报送，要求编制及时、客观、公正，具有相关性和可靠性，真实、准确，能使使用者获得有用的信息，以供决策需要。

在编制报表前，要切实做好以下基础工作。一是确保本期所有经济业务全部登记入账，不能提前结账或者是推迟不入账。二是核对账簿记录，做到账证相符、账账相符，对于不相符的要查明原因并作出处理。三是期末进行财产清查，包括各项货币资金、往来款项、各种财产物资等，做到账实相符。对发生盘盈、盘亏、毁损等情况的流动资产和固定资产，应查明原因，按规定处理入账，年终应尽量处理完毕[①]。

编制财务报表时，要注意会计计量和填报方法应保持前后会计期间的一致，不得随意变动。如有变动，应另加说明。要注意各种报表之间、各项目之间凡是有对应关系的数字以及本期报表与上期报表之间的有关数字应相互衔接一致。

编制财务报表，要能够全面反映医院的财务状况和财务成果。医院要根据财政部门和主管部门的要求编制，不能任意取舍。重要会计事项要编写情况说明书，以免报表使用者产生误解和偏见。

总之，编制财务报表必须做到内容完整、数字准确、账账相符、账实相符、账表相符、报送及时、说明清楚。

①王芳芳．浅谈医院财务分析报告方法及应用浅析[J]．财经界，2020(6)：118-119.

第二节 医院财务报告的内容与结构

一、医院对外报送的财务报表

《医院会计制度》规定，医院对外报送的会计报表主要有资产负债表，收入支出总表，医疗、药品收支明细表，基金变动表，基本数字表5个。医院对外的会计报表应严格按照《医院会计制度》规定的格式和内容进行编制和报送。

（一）资产负债表

资产负债表是反映医院在某一特定时点财务状况的报表，又称为财务状况表。它是按照一定的分类标准和次序，把医院的资产、负债、净资产予以适当排列编制而成的，反映医院月末、季末或年末全部资产、负债和净资产的情况。不同报表使用者可以根据各自的需要有选择地利用资产负债表中提供的丰富资料。

资产负债表的内容反映了医院拥有的经济资源、承担的债务和净资产的状况，是医院财务状况的静态表现。资产负债表包括资产、负债和净资产3类项目。报表的资产项目用来说明医院所拥有和掌握的经济资源及这些经济资源的分布和结构；报表的负债项目用来说明医院所负担的长、短期债务的种类和数额，可以分析医院的偿债能力和支付能力，了解医院面临的财务风险；报表的净资产项目用来表明医院资金提供者提供资金的总量、结构及尚未分配的结余，可以了解医院的财务实力。

利用资产负债表可分析、检查资产、负债和净资产三者的构成是否合理，医院各项资产的配置是否合理，是否有较好的偿债能力和一定的经济运行能力，从而总结和评价医院的整体经济活动和财务状况的好坏。利用资产负债表同期项目的横向对比和不同时间相同项目的纵向对比，还可以了解医院财务状况的未来发展趋势，预测医院的发展前景。

（二）收入支出总表

收入支出总表反映医院在一定期间内收支结余及结余分配的实际情况，是医院业务收入与业务支出依据权责发生制进行确认计量并相互配比的结果。

1. 收入支出总表的主要内容

收入支出总表主要记载医院一定时期取得的各项收入和发生的各项支出，反映医院一定时期经营活动和财务成果的变化。它包括医疗收支明细表和药品收支明细表两张附表。

《医院会计制度》规定，收入支出总表采取结余计算和结余分配合二为一的形式编报，既反映医院在一定期间业务活动的成果，又反映业务活动成果的分配过程，结余的实现和结余的分配同出一表，一目了然。其中，“收入”项目包括“财政补助收入”“上级补助收入”“医疗收入”“药品收入”“其他收入”5项；“支出”项目包括“医疗支出”“药品支出”“财政专项支出”“其他支出”4项；“收支结余”项目由本表“收入”减“支出”计算填列；“结余分配”项目由年终根据本表计算填列或根据“结余分配”账户发生额填列；“期末待分配结余”项目，月末为本表的“收支结余”数，期末则是事业基金不足以弥补亏损时的负数，且应与资产负债表的“待分配结余”数相对应。

收入支出总表所反映的信息不但是衡量医院业务活动业绩的主要指标，而且是对业务活动成果进行分配的依据。利用收入支出总表可以评价、解释和预测医院的获利能力和偿债能力，也可以客观地评价和考核医院的工作人员和管理人员的业绩，因而医院的工作人员、管理人员和有关部门都非常重视这一会计信息。

2. 收入支出总表的结构

收入支出总表左右分为“本月数”和“累计数”两部分，“本月数”栏反映各项目的本月实际发生数，“累计数”栏反映各项目自年初至报告期末的累计发生数；上下分为“收入”“支出”“收支结余”“结余分配”“期末待分配结余”5部分内容。

医院日常的每一项业务活动，无论是收入的取得，还是支出的发生，最终都将归结为取得净收益或发生亏损。医院取得净收益或发生亏损后，必然使医院的资产、负债及净资产发生变化，即医院的财务状况必然因其经济业务活动的成果好坏而有所变动。由此可见，医院的资产负债表和收入支出总表之间存在着密切的内在联系。资产负债表可以从静态上了解医院在某一特定时点的财务状况，而收入支出总表则可以反映医院在一定期间业务活动的动态成果，二者相互依存，缺一不可。

（三）医疗、药品收支明细表

医疗、药品收支明细表这两张报表是收入支出总表的附表和进一步细化，是按照医疗和药品要"分开核算，分别管理"的原则各自单独设置的。

1. 医疗收支明细表

医疗收支明细表是反映医院一定时期的医疗收支情况的报表，是收入支出总表的进一步说明和细化。通过医疗收支明细表，可以了解医院主要医疗业务活动的经济成果和变化规律。

医疗收支明细表的结构分为左、右两部分，左方反映"医疗收入"科目，包括"门诊收入"（挂号、诊察、检查、治疗、手术、化验、其他收入）和"住院收入"（床位、诊察、检查、治疗、手术、化验、护理、其他收入）两大部分。右方反映"医疗支出"科目，包括"人员支出""日常公用支出""对个人和家庭的补助支出""固定资产购建和大修理"四大部分。右下方最后反映"医疗收支差额"科目，根据"医疗收入"减"医疗支出"的差额计算填列。表中的"医疗收入""医疗支出"科目应与收入支出总表中的相应科目对应一致。

2. 药品收支明细表

药品收支明细表是反映医院一定时期的药品收支情况的报表，是收入支出总表的另一张附表。通过药品收支明细表，可以了解医院药品相关业务活动的经济成果和变化规律。

药品收支明细表的结构也分为左、右两部分，左方反映“药品收入”科目，包括“门诊收入”（西药收入、中成药收入、中草药收入）和“住院收入”（西药收入、中成药收入、中草药收入）两大部分。右方反映“药品支出”科目，包括“人员支出”“日常公用支出”“对个人和家庭的补助支出”“固定资产构建和大修理”四大部分。右下方最后反映“药品收支差额”科目，根据“药品收入”减“药品支出”的差额计算填列。表中的“药品收入”“药品支出”科目应与收入支出总表中的相应科目对应一致。

（四）基金变动表

基金变动表是反映医院本年度基金变动情况的报表。基金的变动是基金提供者较为关注的，他们虽然不要求投资带来经济上的利益，但对资金的使用情况以及所产生的效果更为关心。而资产负债表作为静态报表只能反映特定时间的静态财务情况，无法反映基金的动态变化情况，因此有必要单独设立基金变动表，向基金提供者报告基金的增加、使用和结存情况。

基金变动表的纵向按“事业基金”“固定基金”“专用基金”列示，其中“专用基金”列示“修购基金”“福利基金”“留本基金”“其他基金”4个明细科目。同时，各科目基金按期初数、本期增加数、本期减少数、期末数列示，其中：本期增加数又分为提取、拨入、转入、其他4项；本期减少数又分为支出、转出、其他3项。

（五）基本数字表

基本数字表是反映医院在一定时期内职工人数、床位数、病床使用率、门急诊人次等医院经营状况的基本情况报表。它由统计指标、财务指标、统计分析指标和财务分析指标等构成，是统计报表和财务报表的结合，也是财务报表的使用者了解医院基本情况的最主要报表之一。

基本数字表通过统计分析指标和财务分析指标反映医院运营中各项任务完成情况、工作效率、资金运转等情况，对综合分析医院经济状况、检查医院发展方向有着重要的意义，也是进行社会经济分析必不可少的一种报表。

二、医院内部财务报表

医院根据内部管理的需要,可自行设计编报内部会计报表。与对外报送的会计报表相比,它的主要特点是格式灵活、没有统一的规定,报出时间长短不同,报送对象不固定。

医院常用的内部报表一般有管理费用明细表、其他收支明细表、往来款项明细表、制剂明细表、低值易耗品明细表、固定资产明细表、固定资产购建支出表、成本核算表、科室经济核算表、现金流量表等。以下简要介绍几种常见的内部报表及其在医院内部管理中的作用。

(一)管理费用明细表

管理费用明细表是反映一定时期内医院行政、后勤管理部门为管理和组织医院医疗业务活动发生各项费用的内部管理会计报表。

利用此报表可以分析医院的管理费用支出是否符合财务制度的规定。将此表的本期发生数与上年同期和本期计划进行对比,通常采取对比法和比重分析法,可以检查医院管理费用的支出情况,分析引起管理费用升降的主要原因,以便尽可能加以控制,节约资金支出,提高医院的经济效益。

(二)其他收支明细表

其他收支明细表是反映一定时期内医院其他收入和其他支出的明细报表。通过编制其他收支明细表,可以了解医院医疗、药品收支以外的其他收支情况。其他收支明细表按其他收支的明细账户余额编制,计算其他收入与其他支出的收支差额。

(三)往来款项明细表

往来款项明细表是反映一定时期内医院应收应付款项情况的内部管理会计报表。通过此表可以了解医院往来款项发生的时间,督促有关部门及时催收、清理;减少死账、呆账的发生,盘活资金,提高资金使用效率。

（四）制剂明细表

制剂明细表是反映一定时期内制剂情况的明细报表。通过此表可以了解医院制剂加工成本费用、产值利润、资金占用情况，可以从中找出减少资金占用、加速资金周转、降低成本消耗的途径。

（五）低值易耗品明细表

低值易耗品明细表是反映一定时期内医院低值易耗品的在库、在用、摊销等情况的报表，是医院内部财产物资管理中较重要的一项工作。医院的低值易耗品品种多、数额大，是医院财产管理中较为薄弱的环节。通过此表的编制，可以了解低值易耗品的分布状况，督促建立健全低值易耗品管理制度，减少低值易耗品的损失和浪费。

（六）固定资产明细表

固定资产明细表是反映一定时期内医院固定资产分布情况的报表。通过此表可以了解医院固定资产的分布状况，找出固定资产利用中的问题和矛盾，掌握固定资产动态，以提高固定资产利用率。

（七）固定资产购建支出表

固定资产购建支出表是反映一定时期内医院购入或自制固定资产的费用支出情况的内部管理会计报表。通过此表，可以了解医院为购建固定资产而发生的各项目的支出情况，通过对在建工程的分析，促进医院加快工程进度，尽早发挥固定资产的能力，从而提高整个资金的使用效率。

第三节　医院财务分析概述

一、医院财务分析的概念与作用

医院财务分析是指运用经营管理计划、财务报表、统计数据和其他有关资料，对一定时期内的财务收支状况和经营活动过程进行比较分析和研究，并进行总结和作出相应评价的一种方法。

通过财务分析与评价,可以客观总结医院财务管理的经验,揭示医院财务管理中存在的问题,规范财务流程,改进财务工作,提高医院的财务管理水平。具体来说,财务分析的主要作用可概括为以下几个方面。

第一,通过对事业计划完成情况的分析,保证事业计划顺利完成。

对事业计划完成情况的分析主要是对各项基本数字实际完成数与计划数进行对比分析,查明事业计划完成或未完成的原因以便采取切实的措施解决存在的问题。

第二,通过对预算执行情况的分析,有助于改进医院的预算管理工作。

医院的预算是根据医院负担的任务、组织机构设置、人员配备及规定的各项定额和开支标准安排的,是医院财务活动的重要依据。医院预算编制是否合理、各项收支能否按照预算执行直接关系医院工作能否正常进行。因此通过定期或不定期对预算管理情况进行分析,可以了解医院预算编制是否科学合理、符合实际,预算执行是否符合规定要求,以便及时总结经验,发现问题,保证医院收支预算的圆满完成①。

第三,通过对医院财务状况的分析,可以提高医院的资金使用效益。

医院财务状况的分析主要是对医院资金的筹集和使用情况进行分析。收支管理是医院日常性的财务管理工作,通过财务分析能够更好地了解和掌握收支规律,促进医院充分挖掘内部潜力,努力增收节支,不断提高医院的资金使用效益。

对于在财务分析中发现的问题,医院应及时找出原因,采取恰当的措施不断改进财务管理工作。

二、医院财务分析的形式

根据财务分析不同的目的和要求,财务分析可以采取不同的形式。

①赵博宁.《政府会计制度》下公立医院财务报告审计工作探讨[J]. 中国卫生经济,2020,39(7):89-92.

（一）按照财务分析的内容划分

1. 全面分析

全面分析是指对医院的经济活动和财务收支进行全面的、系统的综合分析，包括对执行政策法令、规章制度、财经纪律的情况，完成事业工作计划和单位预算的情况，人员结构、资金运动、经济效益、社会效益以及对财务活动产生的影响等各种因素进行综合性研究分析，以发现主要矛盾，揭示主要问题，研究制定措施。这种分析工作量大，需要人力多、时间长，要求在经过一定调查研究和全面考核工作成果的基础上，借助于各种综合资料有计划地进行。全面分析一般在年终进行，形成综合、全面的财务分析报告。

2. 专题分析

专题分析是指对医院某个重大的政策性问题、经济措施、某个薄弱环节，或者经济活动、财务收支中的某个特定问题，单独地、深入地进行具体分析，以便研究各项政策措施的经济和社会效果。专题分析重点突出，针对性强，方式灵活，不受时间限制，能及时、深入地揭示医院在某方面的财务状况，为决策者提供详细的资料信息，对解决医院的关键性问题有重要作用，可用以补充全面分析的不足。

（二）按照财务活动的过程划分

1. 事前分析

事前分析是指医院在财务活动实施之前，对其可行性、编制依据和不利因素以及预算产生的经济效益和社会效益等情况进行的分析预测。事前分析可以使医院的各项财务活动计划更加科学、合理和符合实际，避免财务盲目决策和工作失误。

2. 事中分析

事中分析是指对医院某一阶段或某一特定时间执行中的财务活动进行的分析。事中分析有利于及时发现问题，采取措施，对财务活动进行有效的控制，保证财务活动按预算计划顺利完成。

3.事后分析

事后分析是指对医院某项财务活动结束后所进行的总结分析。事后分析便于总结经验,发现问题,吸取教训,改进财务管理。

(三)按财务分析的时间划分

1.定期分析

定期分析是指按照规定的时间对医院财务活动情况进行分析,一般是在财务报告期(月、季、半年或一年)结束后,对医院事业计划、单位预算执行等情况进行的分析。定期分析的要求和内容与全面分析基本相同。

2.不定期分析

不定期分析是指在日常财务工作中,为了研究和解决某些特定问题或者按照上级部门的要求进行的一种临时性分析。这种分析针对性较强,要求抓住典型事例进行及时分析。

第四节　医院财务分析方法

财务分析是一项技术性很强的工作,其重点在于选择合适的方法并进行计算与分析。医院财务分析方法主要包括比较分析法、比率分析法、因素分析法等。

一、比较分析法

比较分析法,又称对比分析法,是指把两个或两个以上相关可比的指标进行对比,借以发现差异,进而分析原因的一种分析方法。比较分析法简单易行,是财务分析中普遍和经常使用的经济方法。比较分析法的主要作用在于揭示客观存在的差异,发现问题,为进一步分析原因、挖掘潜力指明方向或线索。根据分析的目的和要求不同,常用的比较分析法有以下几种。

（一）本期实际完成数与本期预算数进行比较

这种比较可以考核评价医院财务预算的完成情况，通过比较可以揭示实际与预算之间的差异，计算公式为：

实际指标较预算指标增减数额＝分析期的实际完成数－分析期的预算数

预算完成百分比＝分析期的实际完成数÷分析期的预算数×100%

实际指标较预算指标增减百分比＝预算完成百分比－100%

（二）本期实际数与历史同期进行比较

这种比较可以了解不同时期财务活动的发展变化情况，分析其发展变化趋势及其原因。计算公式为：

本期实际指标较前期指标增减额＝本期实际指标－前期实际指标

本期实际指标为前期指标的百分比＝本期实际完成数÷前期实际完成数×100%

本期实际指标较前期增减百分比＝本期实际指标为前期指标的百分比－100%

（三）本期实际执行数与同类医院先进水平进行比较

这种比较可以找出与先进水平医院之间的差距，推动本医院改善经营管理。

应用比较分析法进行比较时，要注意各项指标的可比性，比较双方的指标内容、计算方法、采用的计价标准和时间、单位等应当相同可比，还要注意各项指标数量的真实性和科学性，以保证分析结果的正确和有效。

二、比率分析法

有人将财务分析与比率分析等同起来，认为财务分析就是比率分析。这是不全面的，比率分析法实质上是将影响财务状况的两个相关因素联系起来，通过计算比率反映它们之间的关系，借以评价财务状况和经营状况的一种财务分析方法。

(一)比率分析法的主要种类

根据医院财务分析的不同内容和要求,可以计算各种不同的比率进行对比,主要有以下几种。

1.对应关系比率

对应关系比率是指将两个不同而又相关的指标对比求出其比率,然后进行各种形式的比较,以便从经济活动的客观联系中更深刻地认识经济活动状况,并评价这种平衡关系是否正常、合理。例如,医院的流动资产和流动负债之间就存在着对应关系,医院要想按期偿还流动负债,就必须有足够的流动资产偿还,此时由流动比率指标就可以看出医院偿还短期债务的能力。

2.结构关系比率

结构关系比率是用来计算某项经济指标的各个组成部分占总体的比率。结构关系比率实际上是进行构成分析,通过对比可以明显地看出总体中各个不同项目之间的相对地位。计算比较结构关系比率,可以了解某项经济指标的构成情况,以便考查总体组成部分的构成比率是否合理,发展变化趋势是否更加有效。如把资产负债表上的各项数字分别除以资产总额,就可以揭示总资产的构成情况及其合理性。

3.动态比率

动态比率是以不同时期的某项财务指标的数据相除后求得的,主要分析某项财务指标的发展趋势,可以用几个时期的同一指标的数据相除,计算出一系列表示逐期变化的情况的动态比率。

动态比率由于计算时采用的基数有所不同,分为两种:一种是以某一个时期数量为基数,将比较期的数据逐一与基期数据进行对比,计算各个时期较基期的增减比率,称为定基比率;另一种是将各个比较期的数据都与前一期的数据进行对比,计算较前一期的增减比率,称为环比比率。

比率分析法以其简单、明了、可比性强等优点在财务分析实践中被广泛采用。

（二）比率分析法的主要财务指标

医院财务比率分析以财务指标为依据，对医院的偿债能力、营运能力、结余能力以及现金流量指标作出评价，找出存在的问题，为改进医院的管理工作和优化经济决策提供重要的财务信息。

1.偿债能力比率

偿债能力是指医院偿还所欠债务的能力。医院偿债分析的内容受医院负债的内容和偿债所需资产内容的制约，不同的负债其偿还所需要的资产也不同。一般来说，由于负债可分为流动负债和长期负债，资产可分为流动资产和非流动资产，因此偿债能力分析通常被分为短期偿债能力分析和长期偿债能力分析。

（1）流动比率

流动比率是用以衡量医院流动资产在短期债务到期时可变现用于偿付流动负债的能力。其计算公式为：

流动比率＝流动资产÷流动负债×100%

通常情况下，此比率越低，意味着医院短期偿债能力不强，可能会出现短期债务危机。而此比率越高，则说明医院偿债能力越强，对债权人越有保障。事实上，有很多因素会影响流动比率水平的高低，流动比率指标本身并不能涵盖所有的影响因素。例如，如果医院应收账款占流动资产的比例较大，同时这些应收款项的质量欠佳，实际可能发生的坏账比按规定计提的坏账准备要大。在这种情况下，即使流动比率的数值较大，其实际的偿付能力仍然是比较差的。因此，在分析流动比率时应注意，本指标只有和同行业平均水平、本医院历史水平进行比较，才能知道是高还是低，并没有适合任何一个医院的唯一合理的流动比率水平。

（2）速动比率

速动比率是速动资产与流动负债的比率关系，可用于衡量医院流动资产中可以立即用于偿还流动负债的能力。因为流动资产中的存货（其中尤以药品为重）变现能力较差，变现速度较慢，而待摊费用则无变现能力，不能用于还债。从稳健性原则出发,速动比率比流动比率更能直观地体现医院实际的短期偿债能力,是对流动比率的重要补充说明。计算公式为:

速动比率=速动资产÷流动负债=(流动资产-存货-待摊费用)÷流动负债×100%

流动比率和速动比率是常见的反映医院短期偿债能力的指标。这两个指标都是直接用财务报表中的数字计算出来的,现实中医院流动资产和速动资产的偿债能力可能会与财务报表反映的情况不同。当医院有可动用的银行贷款指标,有准备很快变现的长期资产或者有较好的偿债能力和声誉时,就会在某种程度上增强其短期偿债能力。而当医院有未作记录的流动资产和速动资产或有负债时,其短期偿债能力就会受到不利影响。

(3)资产负债率

资产负债率是综合反映医院偿债能力尤其是反映长期偿债能力的重要指标。它是医院的负债总额与资产总额之间的比率。其计算公式为:

资产负债率=负债总额÷资产总额×100%

此指标既可用于衡量医院利用债权人资金进行经营活动的能力,也可反映债权人发放贷款的安全程度。该指标对于债权人来说越低越好,因为在医院破产清算时,资产变现所得可能低于其账面价值,债权人可能蒙受损失。但就医院的所有者和经营者而言,通常希望该指标高些,这样一方面有利于筹集资金扩大医院规模;另一方面有利于利用财务杠杆增加所有者获利能力。但资产负债率过高会增加医院的财务风险,反过来又会影响医院的筹资能力。因此,对资产负债率的分析也要结合具体情况具体分析。

2.营运能力比率

营运能力主要是指医院运用资金进行经营活动的能力。医院的营运能力主要通过各项资产的周转率或周转速度表现出来。

(1)病床使用率和周转次数

此指标表明病床的利用程度和住院业务工作效率的高低。计算公式如下：

病床使用率＝实际占用床日数÷平均开放床日数×100%

病床周转次数＝出院病人数÷实际开放床位数

(2)流动资金周转次数

流动资金周转次数反映一定时期内流动资金完成的周转数。周转次数越多,说明流动资金利用效率越高。计算公式如下：

流动资金周转次数＝周转额÷流动资金平均占用额

周转额为医院在计划期内占用一定数量的流动资金所完成的周转任务,一般以实现业务收入表示。这是因为业务收入的实现表示一次资金循环结束,另一次资金循环开始。流动资金平均占用额按期初和期末资金占用额平均计算。计算公式如下：

月度流动资金平均占用额＝(月初流动资金占用额＋月末流动资金占用额)÷2

季度流动资金平均占用额＝3个月流动资金平均占用额之和÷3

年度流动资金平均占用额＝4个季度流动资金平均占用额之和÷4

(3)应收账款周转速度

应收账款周转速度反映医院在一定会计期内收回应收账款的能力,包括应收账款周转率(周转次数)和周转天数两个指标。这一指标说明年度内应收账款转换为货币资金的能力,体现了应收账款的有效性和周转速度,说明医院应收账款资产的管理能力。

应收账款周转率是指在一定会计期内业务收入净额与应收账款全年平均余额的比率关系。其计算公式为：

应收账款周转率(次)＝业务收入净额÷应收账款全年平均余额×100%

业务收入包括医疗收入、药品收入和其他收入。该指标说明的是应收账款在1年内可以周转几次。一般来说,周转次数越多,说明应收账款回收的能力越强;周转次数越少,说明应收账款回收的能力越差,发生坏账的可能性越大。

应收账款周转天数是指一定时期内(一般为1年)应收账款收回的平均天数。其计算公式为:

应收账款周转天数(天)=日历天数(365天)÷应收账款周转率(次)

(4)每百元固定资产业务收入

每百元固定资产业务收入是医院在一定期间内所完成的总产值与固定资金平均占用额的比率。其计算公式如下:

每百元固定资产业务收入=(业务收入÷固定资产平均原始价值)×100

3.盈利能力比率

(1)收入收益率

本指标衡量每1元收入赚取净收益的数额,表明医院收入的获利水平。

收入收益率=收支结余÷收入总额×100%

由于医院其他收入和其他支出包含的内容大都是非经常、非正常项目,在有对外投资的情况下,如果是采用权益法进行核算,其投资收益也计入其他收入,故有必要对本指标作如下变形:

保守收入收益率=收支结余净额÷主营业务收入×100%

(2)资产收益率

本指标用于衡量医院利用其资产赚取收益的能力。

资产收益率=收支结余÷平均资产总额×100%

保守资产收益率=收支结余净值÷(平均资产总额-对外投资)×100%

医院收支结余的多少与医院的资产总额、资产结构乃至经营管理水平有关。为了评价医院的经济效益,挖掘提高结余的潜力,可将本指标与医院前期、行业平均及行业先进水平进行比较,以便找出差距,改进工作。

（3）净资产收益率

本指标的作用与收入收益率和资产收益率近似。

净资产收益率＝收支结余净值÷净资产×100%

本指标和产权比率不同，分母没有用净资产净值的原因是：在具有负债性质的福利基金没有支付而被医院占用时可视作医院的一项资金来源，也能产生效益。

（4）经营能力比率

本指标用来评估业务收入波动对收支结余的影响，说明业务收入以"如此多倍数"的比例改变收支结余。

经营能力比率＝（业务收入－变动成本）÷收支结余×100%

保守经营能力比率＝（主营业务收入－变动成本）÷收支结余净值×100%

4.现金流量分析

医院现金流量分析是对医院的整个资金运动过程开展的分析。现金流量体现了资金的流动性，对现金流量开展分析反映了社会发展和医院管理的需要，可以弥补传统的医院会计报表和财务分析的不足。通过现金流量分析可以为决策提供可靠的信息，促使医院更合理有效地调度资金。

目前使用的现金流量指标主要有以下几个。

现金流量对流动负债比率＝现金净流量÷流动负债×100%，反映医院偿还短期债务能力的大小。

现金流量对债务总额比率＝现金净流量÷负债总额×100%，反映医院每年现金流量偿还全部债务的能力，这是衡量长期负债偿还能力大小的一个指标。

业务收入对经营活动现金流量比率＝经营活动现金净流量÷业务收入×100%，反映医院每1元业务收入中所能获得的现金，是考核经营活动效益的一个指标。

盈余现金保障倍数＝经营活动现金净流量÷收支结余×100%，反映医院开展经营活动创造或获取现金的能力。

虽然比率分析被认为是财务分析的最基本或最重要的方法，但应用比率分析时必须了解它的不足。第一，比率的变动可能仅仅被解释为两个相关因素之间的变动；第二，很难综合反映比率与计算它的财务报表的联系；第三，比率计算所使用的财务报表数据不一定真实；第四，比率不能给人们财务报表关系的综合观点。

三、因素分析法

因素分析法是依据分析指标与其影响因素之间的关系，按照一定的程序和方法，确定各因素对分析指标差异影响程度的一种技术方法。因素分析是经济活动分析中最重要的方法之一，它是对比较分析法的发展和深化。应用比较分析法可以确定各项经济指标发生变动的差异，而对于引起差异形成的因素以及各种因素对差异的影响程度，则需要进一步应用因素分析法来分析。

因素分析法根据其分析特点可分为连环替代法和差额计算法两种。

（一）连环替代法

连环替代法是因素分析法的主要形式，应用连环替代法应遵循一定的程序。

第一，确定分析指标与其影响因素之间的关系。通常是用指标分解法，即将经济指标在计算公式的基础上进行分解或扩展，从而得出影响因素与分析指标之间的关系式。这一关系式既能说明哪些因素影响分析指标，又能说明这些因素与分析指标之间的关系及顺序。

第二，根据分析指标的实际数值与基期数值列出两个关系式，将实际数值与基期数值的差额作为分析对象。

第三，连环顺序替代，计算替代结果。所谓连环顺序替代就是以基期指标体系为计算基础，用实际指标体系中的每一因素的实际数顺序替代其相应的基期数，每次替代一个因素，替代后的因素被保留下来。计算替代结果就是在每次替代后按关系式计算其结果。有几个因素就替换几次，并相应确定计算结果。

第四，比较各因素的替代结果，确定各因素对分析指标的影响程度。比较替代结果是连环进行的，即将每次替代所计算的结果与这一因素被替代前的结果进行对比，二者的差额就是替代因素对分析对象的影响程度。

第五，检验分析结果。即将各因素对分析指标的影响额相加，其代数和应等于分析对象。若二者相等，说明分析结果可能是正确的；如果二者不相等，则说明分析结果一定是错误的。

（二）差额计算法

差额计算法是连环替代法的一种简化形式，当然也是因素分析法的形式之一。差额计算法作为连环替代法的简化形式，其因素分析的原理与连环替代法是相同的。区别只在于分析程序上差额计算法比连环替代法简单。差额计算法是将连环替代法的第三步骤和第四步骤合并为一个步骤进行，即它直接利用各影响因素的实际数与基期数的差额，在其他因素不变的假定前提下，计算各影响因素对分析指标的影响程度。

具体来说，差额计算法的程序如下。

第一，计算出各因素的实际数与计划数的差额。

第二，以第一因素的差额与其他因素的计划数相乘，求出第一因素变动对总差异的影响值。凡已分析过的因素在式中要保持实际数，正在分析的因素在式中以差额替代，未分析过的因素以计划数反映，这样逐步分析各因素，直到所有因素分析完为止。

第三，将每个因素的影响值相加，就是总的差异数。

第八章　医院财务会计的内部控制

第一节　医院内部控制的定义与特征

一、医院内部控制的定义

规范医院内部控制的定义，能够正确界定医院内部控制的实质和内涵。

严跃萍(2006)提出医院内部控制是指医院为实现控制目标，通过制定、执行制度和评价指标，对自身的运营风险进行的防范和管控。陈新友(2013)提出医院内部控制是指医院的各级管理层利用医院内部分工而产生的相互制约、相互联系的关系形成的一系列具有控制职能的方法、措施和程序，并予以规范化、系统化，使之成为一个严密的、较为完整的体系。郭云波(2013)提出公立医院内部控制是为了保证医院的经营管理符合各项法律法规、财务报告真实完整、信息公开透明，确保医院的各项资产安全完整，从而不断提高医院的社会效益和经济效益，促进其可持续发展和医护质量、医疗技术水平的提高，更好地解决人民群众看病贵、看病难的问题。乔春华(2014)在评析《行政事业单位内部控制规范(试行)》提出，行政事业单位内部控制是一个动态的过程，不是一个静态的"以文件"制度和程序等表现出来的一成不变的控制系统，它是渗透于一个主体的各种活动的持续的或反复的相互影响的过程，是一个风险管理过程。

笔者认为，医院内部控制是为了保证医院各项业务活动合法合规、有效进行，医院资产安全完整，财务信息真实可靠，能够防范医院舞弊腐败现象的发生，提高医护人员的办医效率和效果而制定和实施的一系列方法、制度和程序的总称，并予以规范化、制度化、系统化，使之成为一个相对完善和严密的体系。医院内部控制的整个过程是不断完善、循环往复的，最终能够在实现医院公益性的基础上兼顾经济效益性。

二、医院内部控制的特征

(一)医院与企业

医院是体现国家卫生事业性质的重要载体。国家通过给予医院财政补助、减免税收等政策以保证医院能够为人民群众提供日常的公共医疗服务，以实现其公益性。医院是非营利性组织，承担政府的一些公共服务职能，在日常的经济运营中不能过分追逐经济利益，应以社会效益为首要任务。而企业则是以价值最大化和利润最大化为目标，其主要目的是盈利。因此，医院内部控制与企业内部控制存在明显的区别。

医院与企业的主要差别如下。

医院是非营利性组织，不以营利为目的，医院内部成本和财务管理相对松散；企业以价值最大化和利润最大化为目标，对成本和财务管理重视程度相对较高。

医院的经济活动相对复杂，涉及药品、试剂、器械采购、基建工程、资产管理、后勤管理等；企业的业务活动相对单一，各个环节紧密联系、环环相扣。

对医院内部控制的研究起步较晚，在近些年随着财政部一系列规范的出台才开始；对企业内部控制的研究较早，就医院内部控制而言，企业内部控制已经相对成熟。

医院资源庞大，管理机制不够灵活，管理成本较高；企业的管理机制较灵活，决策效率高，成本优势更明显。

医院的最终受益人是全体人民，因而存在两层委托代理关系，即全体人民与国有资产管理者之间的委托代理关系和国有资产管理者与医院代理人的委托代理关系；企业只有一层委托代理关系，即企业所有者与经营者之间的委托代理关系。

现行模式下，医院实行“院长负责制”，新医改提出要完善医院法人治理结构；企业一般实行董事会模式下的公司法人治理结构。

（二）医院与事业单位

事业单位内部控制是通过制定与实施相关的控制方法和程序，防范单位日常业务活动中可能出现的风险，从而提高单位内部整体管理水平。事业单位按其社会功能可分为三大类：承担行政职能、从事经营活动、从事公益服务。医院应当属于从事经营活动的事业单位，在注重公益性的同时还要兼顾经济效益性。因此，医院与其他两大类事业单位也存在区别。

医院与承担行政职能、从事公益服务的事业单位（以下简称事业单位）的主要差别如下。

医院实行差额拨款，其他费用需要自筹；而事业单位大多数为全额拨款，人员费用及公用费用均由国家财政给予保障，没有生存压力。

医院的专业技术复杂，除了日常的医疗服务，还要进行教学、科研等；事业单位的专业性较弱，主要体现公共服务性。

医院隶属关系复杂，卫生、财政、人事、教育等多部门对其进行监督，多数时候容易受人为因素的干扰；事业单位的内部管理相对简单，系垂直领导部门对其进行管理和监督。

医院属于高风险行业，医院的直接服务对象是人的身体，关系到人的身体健康，医疗风险较大，补救措施相对较少，医患关系复杂；事业单位的服务对象往往是针对某件事，体现的是便民服务，纠纷较少，后续补救措施较多。

（三）医院内部控制的特征

综合前面的内容，我们可以总结出医院内部控制呈现出如下几个主要特征。①公益性。医院担负着解决人民群众基本医疗保障的职责，具有公益的显著特征。②经营性。医院有大量的收入和支出业务、频繁的经营活动，经济活动相对复杂，涉及药品、耗材、试剂等采购管理，基建，固定资产管理，对外投资，后勤等多项经济活动。③效益性。医疗成本在逐年上升，医院应注重成本控制，采用灵活的决策管理机制。④交叉性。医院的经营活动介于企业与行政事业单位之间的，医院内部控制应当既参照《行政事业单位内部控制规范（试行）》，又参照《企业内部控制基本规范》。

第二节 医院内部控制的目标与原则

一、医院内部控制的目标

医院日常的经营活动非常丰富，医院是一个独立运作的主体，这一点类似企业，因而医院内部控制可以参照企业内部控制规范。但是医院毕竟是非营利性组织，其内部控制的目标不应以单位盈利性为主。医院应当是致力于治病救人，为人民群众提供优质医疗服务的公益性医疗组织，其内部控制应当是为了实现医院办医目标和管理目的。因此，结合美国科索委员会（简称COSO）报告的相关内容、企业内部控制相关理论以及《行政事业单位内部控制规范（试行）》中界定的内部控制目标，医院的内部控制目标主要有以下几个方面。

（一）贯彻执行国家的法律法规

国家制定和颁布了相应的法律规范用来规范各单位团体的经营活动。医院作为社会组织应贯彻执行国家的政策方针，严格执行国家和地方性的法律法规，保障单位内部的各项经济活动合法运营。同时，医院应结合自身行业特点，制定相应的管理制度，以明确单位内部经济活动的行为规范和运行程序，从而促进医院的可持续发展。

（二）保障医院资产的安全完整

医院资产是国家和医院共同占有和控制的资源，是国有资产的重要组成部分，医院有责任保障国有资产的安全完整性。医院加强内部控制管理，可以防止国有资产的流失，防止资产被非法侵占，在保证医院资产安全完整的基础上提高资产的使用效率。

（三）确保财务会计资料的真实准确

财务会计资料以及单位内部相关记录信息的真实完整性可以有效地提高会计信息质量，保证会计信息的准确有效性。要确保这些信息的真实准确，就需要将医院财务会计制度落实到医院每个环节中。根据各环节所提供的信息，对医院内部财务会计行为进行相应的处理，进而使医院管理层根据真实有效的会计信息作出及时有效的决策[①]。

（四）提高办医效果和效率

完善内部控制体系建设后，医院的整体管理水平以及经营效率都应当有所提高。有了完善的内部控制体系，在医院的日常医疗服务中，就可以及时发现经营过程中出现的各种问题并能及时有效地解决，可以高效为医院患者提供高质量的医疗服务，医院整体办医效率就能够提高。

（五）有效防范舞弊和预防腐败

医院拥有大量的国家公共资源，在对医院资源分配管理的过程中，如果缺乏有效的制约监督机制，就会导致贪污、腐败现象的发生，造成对社

---

①赵艳．大数据时代医院财务管理与内部控制问题的探究关键思路分析[J]．财经界，2022(35)：126-128.

会公共资源的极度浪费以及分配不公。因此，现阶段防范舞弊和预防腐败是医院内部控制亟须实现的目标。

二、医院内部控制的原则

内部控制的原则是设计医院内部控制所参照的依据，是用来判断医院内部控制好坏的标准，对完善医院内部控制具有切实可行的指导意义。企业内部控制应当遵守全面性、重要性、制衡性、适应性以及成本效益性五大原则。医院虽然与企业存在很大的相似之处，但由于公益医疗卫生行业的特殊性，在考虑医院内部控制应当遵循的原则时，除了遵循企业内部控制五大原则以外，还应遵循公益性、合法性原则。因此，公立医院内部控制的原则应当包括以下内容。

（一）合法性原则

合法性原则是指医院在进行日常的经营活动时，应当遵循国家的规章制度，在国家的法律法规范围内制定符合单位实际情况的内部控制制度。医院作为事业单位，其内部控制的建设不得与国家的法律法规相违背，应当遵循国家的各项规章制度。

（二）全面性原则

全面性原则要求医院内部控制应当贯穿于医院决算、执行、监督等各个环节，对医院预算、收支、采购等主要经济活动和各项行政业务进行全方位覆盖，每一个环节都必须在医院内部控制制度的监督管理之下。全面性原则还要求医院各级领导、全体人员共同参与，将风险降低到医院可接受的范围内。

（三）重要性原则

医院内部控制的构建必须对关键控制活动进行重点控制，特别是医院在日常经营活动中存在高风险的业务以及会对医院产生重要影响的业务，医院在进行内部控制构建时要对其给予足够的重视，为这些重要业务设计严格规范的内部控制制度。

（四）制衡性原则

在构建医院内部控制制度时要考虑医院组织机构、人员职责的设置等是否能够互相制衡。在设立部门职位时必须考虑不相容原则，以维护各部门人员的独立性，防止串通舞弊现象的发生。同时，要保证单位内部各部门的职责分工、业务活动等能够有效地彼此制约和监督。

（五）成本效益性原则

内部控制框架体系的构建应当考虑成本效益性原则，结合医院各项业务活动所需耗费的成本，估算可能获得的收益，对各项业务活动进行评价并确定重要事项。对成本耗费较高但效益相对较低的业务应减少投入，节约医院成本。医院还应当科学合理地安排人员、设置机构，不断地对控制方法进行改进，使内部控制系统高效运行，从而能够利用最少的控制成本获得最大的控制效果。

（六）公益性原则

医院是为广大人民群众提供高质量医疗服务的公益性、非营利性组织。自新医改实施以来，虽然政府对医院的财政拨款越来越少，医院的市场参与程度也逐渐提高，但医院仍然是以公益性为主，存在的主要目的仍然是解决人民群众的基本医疗问题。医院要对日常经营活动进行高效合理的控制，提高医疗服务质量、提高医院内部日常工作效率是医院内部控制的重中之重。

（七）适应性原则

内部控制管理制度应当与整个医院规模相适应，要能够覆盖医院的所有业务范围。在进行内部控制管理时，要能够结合医院的发展需要，随着医院发展规模的扩大不断完善医院内部控制制度。此外，还要定期对医院内部控制系统进行检查，发现并能够解决存在的问题。

第三节　医院内部控制的方法与框架

一、医院内部控制的方法

医院内部控制的方法是指医院为实现其内部控制的目标，针对内部控制的各个方面制定的控制方法。随着医院具体工作事项的改变和管理手段的进步与发展，内部控制的方法是不断变化的。

医院内部控制的方法主要有不相容职务分离控制法、内部授权审批控制法、归口管理控制法、预算控制法、财产保护控制法、会计控制法、单据控制法、信息内部公开控制法、检查控制法和风险控制法等。

（一）不相容职务分离控制法

不相容职务分离控制法是指合理设置内部控制关键岗位，明确划分职责权限，实施相应的分离措施，形成相互制约、相互监督的工作机制。不相容职务分离控制法要明确医院有哪些岗位，每一个岗位的职能有哪些。责任的分配与授权应根据医院规模大小和管理复杂程度而定，明确规定有关个人和部门的权力和责任。医院应制定岗位责任书，明确各岗位应承担的职能和责任，并随着医院的发展及时进行维护和更新①。

不相容职务分离控制法要求每类管理或服务活动的发生与完成必须经过两个或两个以上的部门或人员，并保证相关部门和人员之间进行相互检查与核对；对管理或服务活动实施检查者的管理层级不能低于被检查者，体现"顺向监督"的原理；不相容职务分离控制法不能仅仅停留在纸面上，要切实体现在各个流程中。

不相容岗位分离控制法主要包括两个方面：①决策、执行和监督要分离；②业务办理、资产保管和会计记录要分离。不相容岗位定期轮岗制度

①谢魏．新型会计制度下医院财务管理的内部控制体系建设探讨[J]．财会学习，2023(19)：149-151.

是杜绝舞弊、保证岗位新鲜血液的必要措施。

（二）内部授权审批控制法

内部授权审批控制法是指明确各岗位办理业务及事项的权限范围、审批程序和相关责任，建立重大事项集体决策和会签制度。相关工作人员应当在授权范围内行使职权、办理业务。对重大问题决策、重大事项、重要人事任免、重大项目投资决策和大额资金使用业务，医院应当实行集体决策审批制度，任何人不得单独进行决策或者擅自改变集体决策意见。

为了使授权审批制度拥有较好的效果，医院授权审批制度要遵循一定的原则。

授权控制的原则包括：①有关事项必须经过授权批准，且在业务发生之前；②授权的依据是依事而不是依人；③授权批准责任一定要明确，不可越权授权，并且对于越权行为一定要有相应的惩罚制度；④所有过程必须有书面证明；⑤授权的“度”是适度授权；⑥授权的保障是监督。

审批控制的原则包括：①审批要有限度——不可越权审批；②审批要有限制——不得随意审批。

（三）归口管理控制法

归口管理控制法是指医院根据管控事项的性质与管理要求，结合医院组织机构和岗位设置，在不相容职务分离控制和内部授权审批控制制度下，明确医院各个业务的归口控制责任部门的控制方式。归口管理控制法要求结合医院的实际情况，按照权责对等的原则，采取成立联合工作小组并确定牵头部门或牵头人员等方式，对有关经济活动实行统一管理。

归口管理控制法是一种智能型的集中管理方法，体现了集中性、规范性和专业性。集中性体现在归口管理控制按照医院各个业务的属性，结合不同事项的性质，将同类业务或事项安排给一个部门机构或岗位进行管理，也将授权审批和内部管理集中起来，便于医院业务集中展开。规范性体现在归口管理控制将同类业务或支出事项用同一种或相似管控方式进行控制，可以设计规范而细致的管理制度和实施细则，实现控制流程化。专业性体现在归口管理控制由一个部门机构或岗位人员负责同类业务或支出事项,而这个部门机构或岗位人员必须熟悉和掌握同类业务的属性和特点,具备一定的专业性基础,以提高管理效率。

(四)预算控制法

预算是医院根据本单位的职能、任务和业务发展计划编制的年度财务收支计划,是医院业务活动的财力支持和经济活动的基本依据。预算是建立和实施内部控制的核心环节,医院所有业务最终都要通过预算管理衔接起来,从而实现预算管理的全过程控制。

预算控制在医院的经济活动中发挥着事前计划、事中控制、事后反馈的作用,所以对收支业务、政府采购业务、建设项目等所有的经济活动,都需要强化预算约束,以规范和制约医院的经济行为。预算控制法的要求包括:①各项经济活动都必须先编制预算,开展经济活动前先申请预算指标,没有预算指标不能开展经济活动;②强化预算的控制作用,规范预算追加和调整的审批程序,严格控制预算追加和调整。

(五)财产保护控制法

资产安全和使用有效是医院内部控制的重要目标之一,因此医院必须加强财产保护控制,建立资产日常管理制度和定期清查机制,采取资产记录、实物保管、定期盘点、账实核对等措施,确保资产安全完整,从资产价值和资产实物两个方面加强管理。

财产保护控制法的主要措施如下。①资产日常管理制度,包括资产记录、实物保管和处置报批等。②资产的定期清查机制,包括定期盘点、账实核对。医院应定期核实各类资产的实际数量,将盘点结果与资产台账和会计账簿记录进行比对,发现不符的,及时查明原因,并按照国家相关规定进行处理。医院应该根据相关法律法规和本单位的实际情况对资产类型进行区分,建立资产控制制度和岗位责任制,强化检查和绩效考评,加强对资产安全和有效使用的控制。

（六）会计控制法

会计控制法是指利用记账、核对、岗位职责落实和职责分离、档案管理、工作交接程序等会计控制方法，确保医院会计信息真实、准确、完整。会计控制法为医院各项财务管理工作提供了基本保障，是完善医院内部控制的重要方法。因此，医院应当加强本单位的会计控制。

加强医院会计控制主要包括五个方面：①建立健全本单位财务管理制度；②加强会计机构建设，配备具有相应资格和能力的会计人员；③合理设置会计岗位，确保各岗位权责明确，不相容岗位相分离，强化会计人员岗位责任制；④着力提高单位会计人员职业道德、业务水平，确保会计人员正确执行权责；⑤规范会计基础工作，加强会计档案的管理，明确会计凭证、会计账簿和财务会计报告处理程序，确保会计基础管理、会计核算和财务会计报告编报有章可循、有据可依。

（七）单据控制法

单据控制法是明确经济行为出自单位外部来源的报销凭证和单位内部表单的控制方法。单据控制一方面是指业务发生时，经办人通过单据记录业务的来龙去脉，审核人通过审核单据来判断业务是否真实有效。因此，医院应根据实际发生的经济业务，制定经济业务所涉及的单据内容及审批流程，并要求员工按照规定填写相关单据，对于不符合规定的单据拒绝审批。另一方面是指档案留存，通过检查档案达到对各项事务的监督。因此，医院应严格按照医院会计法律法规的规定对会计凭证等资料进行归档、保管。

（八）信息内部公开控制法

信息内部公开控制法是指对某些与经济活动相关的信息，在医院内部的一定范围内，按照既定的方法和程序进行公开，从而加强内部监督、促进部门间沟通协调以及督促相关部门自觉提高工作效率的有效方法。因此，医院应建立健全经济活动相关信息内部公开制度，根据国家有关规定和医院的实际情况，确定信息内部公开的内容、范围、方式和程序，即哪些信息应当在医院内部公开，面向哪些工作人员公开，是以会议的形式公开还是以公告或在内部网络上发布的方式公开以及信息内部公开需要哪些审核审批程序，等等。

（九）检查控制法

检查控制法是指内部检查机构为保证内部控制目标的实现对内部控制各个环节的执行情况进行检查的方法。检查控制法应注意以下几个方面：医院建立的内部检查控制部门必须独立于业务部门，归医院领导直接控制；建立符合医院实际工作的检查制度及监督检查程序；内部检查机制的执行必须严肃对待，确保检查结果的客观、可靠；检查发现错误后，要及时提出纠正错误的改正方案，报领导批准。

（十）风险控制法

风险控制法是指组织内部针对医院的各个内部控制点进行研究，找出风险控制点并在重点岗位、重要机构设立风险控制管理系统，以便识别风险、预警风险、分析风险、评估风险、出具风险报告的方法。任何组织经营都有可能面临各种风险，如何避免或降低风险、提高经济效益，是内部控制法需要解决的问题，而恰当的风险控制法在内部控制方法中显得尤为重要。

二、医院内部控制框架体系

在整理和分析医院内部控制相关文献的过程中，笔者发现目前相关研究多数集中在医院部分业务或医院内部控制存在的问题和解决方案上，而关于医院内部控制体系方面的文献研究则较少，现存的相关研究也只是对企业内部控制框架体系的照搬照抄或是根据COSO报告《内部控制——整合框架》的五要素而进行的。COSO报告将内部控制要素划分为控制环境、风险评估、控制活动、信息沟通、监督五类。医院内部控制框架应根据财政部、证监会、审计署、银监会、保监会等于2008年5月22日联合印发的《企业内部控制基本规范》，以及财政部2012年11月29日发布的《行政事业单位内部控制规范（试行）》和2015年12月21日印发的《关于全面推进行政事业单位内部控制建设的指导意见》,结合医院经营活动的特征,兼顾医院内部控制的目标和原则,构建“三层次”医院内部控制框架体系。

内部控制是从发现问题到解决问题的循环动态过程。从控制论的思想出发,控制包括三个基本环节,即确定控制目标、执行、修正偏差,有效的控制应当是可以不断反馈并进行修正的闭环过程。按照控制论的思想,考虑到医院的特殊性,将公立医院内部控制要素分为三个层次:第一层次即治理层,由组织架构、治理机制、信息系统管理和组织文化四个方面组成;第二层次即业务层,对主要业务活动进行流程控制、风险规避;第三层次即改进层,通过监督、评价、持续改进对医院整个内部控制进行循环改进、持续优化。

(一)医院内部控制第一层次要素

第一层次即治理层,由组织架构、治理机制、信息系统管理和组织文化组成。

作为一个特定的控制系统,医院在日常运行中不是孤立存在的,而是受到内外部环境的共同作用,形成了具有医院自身特点的组织架构、治理机制、信息系统管理和组织文化,这些共同构成了医院的内部控制环境,也是整个医院内部控制框架体系的治理层。治理层要素是单位在日常经济运行中,对建立、实施、加强或削弱某项政策及程序会产生一定程度影响的各种因素组合。治理层是组织实施内部控制的基础,是所有控制活动赖以生存的基础。

组织架构主要是分解组织目标,规范单位员工的职责,在单位组织中进行规划、执行、监督并进行后续改进的框架。合理的组织架构能够使员工既相互分工,又能为了单位的经营目标相互协作、共同奋斗。构建组织架构时应设计好单位的管理层次和管理幅度,合理设置部门,合理划分管理层的职权,使单位内部相邻的层级之间能够相互督促和控制,权责相匹配。

治理机制一般由股东会、董事会、监事会、管理层四个方面构成，通过一套正式或非正式的制度和机制来协调好单位组织与其利益相关者之间的利益关系，最终保证决策的科学性、执行的有效性，维护各方面的利益。有效的治理机制能够保证组织内部各层级之间控制目标的一致性，是单位构建有效的内部控制体系的基础。

信息系统管理是综合性的，包括医疗、教育、科研、财务、会计、审计、统计、病案、人事、药品、保险、物资等方面。因为医院业务比较复杂，医院信息系统也相对繁多，所以做好医院信息系统管理至关重要。

组织文化是为单位内部所认同并遵守的价值观、组织精神、行为作风和准则，是单位在从事日常经营活动时所形成的文化，是代表单位特征的思想理念和行为体现。良好的组织文化能够促进单位内部控制的有效实施。医院的组织文化应该在医护人员的道德精神、医院内部的民主与制度等方面不断完善。

（二）医院内部控制第二层次要素

第二层次即业务层，由预算管理、采购业务、收入业务、支出业务、资产管理、资金管理、成本管理、建设项目、外包业务、科研项目、绩效管理、合同管理、成本核算等13项主要经济活动组成。

其中，预算管理对于医院内部控制管理是十分重要的。在2005年3月卫生部颁布的《医院管理评价指南（试行）》中，全面预算管理被列为医院进行管理评价的一部分；在2006年6月卫生部颁布的《医疗机构财务会计内部控制规定（试行）》中，医院全面预算管理更是被推向了新的高度。医院全面预算是为了完成医院特定目标而对医院内部有限的资源进行有效的安排和规划，对各项经济活动进行合理控制。应当按照业务流程，从预算的编制、预算的审批、预算的执行到决算对医院全面预算进行控制。

公立医院成本是医院在为患者提供日常医疗服务以及日常管理时所需的各种成本费用，主要包括药剂成本、医疗成本、人力资源成本、物资成本、资产折旧成本、业务费、低值易耗品等其他成本。公立医院是一个知识、技术、劳动密集的组织，经济指标各不相同，因此医院的成本核算是医院按照不同服务项目、不同种类、不同阶段所计算出的医疗服务总成本以及由此分配的单位成本，是医院对一段时期内所发生的医疗服务费用进行管理的经济活动。政府每年都对公立医院给予财政支持，公立医院作为事业单位，存在重经费核算轻实物核算、重购轻管现象，对医院内部资产、药品等的减值、毁损、盘点重视程度较为欠缺，因此医院成本核算尤为重要。医院应当结合企业成本控制的原理、自身的情况，从成本的计划、下达、核算和分析四个方面对医院的成本进行控制。

（三）公立医院内部控制第三层次要素

第三层次即改进层，由监督、评价、持续改进组成。

监督是通过及时关注内部控制某一时点的结果并将结果反馈给内部控制主体，适时纠正内部控制偏差。通过监督可以对单位内部各项经济业务、机构设置、岗位人员设置在内部控制过程中存在的缺陷适时提出相应的改进意见，从而完善医院内部控制。

评价是对医院各职能部门及各科室内部控制执行过程的监控。通过评价能够对医院内部控制执行情况作出具体的描述，最终发现医院内部控制过程中的薄弱环节并加以改进。

持续改进是在监督评价的基础上对发现的问题不断加以改进和提高。监督是持续性的活动，评价是在监督的基础上定期进行，定期评价的结果又可以揭示内部控制监督过程中存在的问题，问题发现后就需要进行持续改进。因此，只有监督、评价、持续改进三者循环进行才能保证医院内部控制活动高效运行。

第九章　医院财务会计的精细管理

医院改革的重要内容之一是强化内部管理,进一步提高服务质量。为此,医院有必要采取更为精细化的会计核算和监督手段,加强财务控制,细化核算单元,强化考核机制,确定保本界限,科学调配资源,关注管理细节,以进一步提高医院管理效益,调动医院医务人员的工作积极性,提高医院提供服务的整体数量与质量。

第一节　细化核算单元

一、管理会计中的责任中心划分

为强化财务控制成效,有必要实施精细化管理,深化单位内部管理,挖掘单位竞争潜力。细化单位内部管理的责任单元,是实施精细化管理的首要条件,以方便进一步深入探索。

(一)责任中心

责任中心划分的初衷是进行有效的内部协调和控制,按照统一领导、分级管理的原则，在单位内部合理划分责任单元，明确各责任单元的责、权、利，促使各责任单元各尽其责，共同促进单位目标的实现。

根据单位内部责任中心的权限范围和业务流动的特点，责任中心分为成本中心、利润中心和投资中心三大类。

1. 成本中心

成本中心只对成本或费用负责。成本中心只考虑成本费用不考评收益，只对可控成本承担责任，只对责任成本进行考核和控制。常见的有成本（费用）变动额和成本（费用）变动率两项指标。指标具体公式如下：

成本（费用）变动额＝实际责任成本（费用）－预算责任成本（费用）

成本（费用）变动率＝成本（费用）变动额/预算责任成本（费用）×100%

2. 利润中心

利润中心对利润负责，通过一段时间实现的利润和预算数对比，来评价责任中心的业绩。

当利润中心不计算共同成本或不可控成本时，考核指标是利润中心边际贡献总额。具体计算公式如下：

利润中心边际贡献总额＝利润中心销售收入总额－利润中心可控成本总额

当利润中心计算共同成本或不可控成本，并采取变动成本法计算成本时，考核指标是利润中心贡献毛益总额、利润中心负责人可控利润总额、利润中心可控利润总额、单位利润总额等。具体计算公式如下：

利润中心贡献毛益总额＝利润中心销售收入－利润中心变动成本总额

利润中心负责人可控利润总额＝利润中心贡献毛益总额－利润中心可控固定成本

利润中心可控利润总额＝利润中心可控利润总额－利润中心不可控固定成本

单位利润总额＝∑各利润中心可控利润总额－单位不可分摊的各种管理、财务费用

3.投资中心

投资中心对成本、收入和利润负责，还对投资效果负责。投资中心同时也是利润中心，并具有一定的投资决策权，进行投入产出的比较。投资中心主要需要核算投资利润率、剩余收益等。具体计算公式如下：

投资利润率＝利润/投资额×100%＝(销售收入/投资额)×(成本费用/销售收入)×(利润/成本费用)＝资本周转率×销售成本率×成本费用利润率

剩余收益＝利润－投资额(或净资产占用额)×规定或预期的最低投资收益率＝息税前利润－总资产占用额×规定或预期的总资产息税前利润率

二、医院改革中的责任中心

为进一步提升医院综合改革整体成效，使医院更好地发挥其公益性，更大限度地提供优质高效的医疗服务总量，提升医院在改革竞争中的综合竞争能力，我们有必要进一步精细化医院内部管理，通过细分核算单元，充分调动各责任中心甚至每一位医务人员的工作积极性，以进一步挖掘医院内部管理效益。

(一)医院改革中的责任中心

在医院综合改革进程中，为实现精细化管理，提高管理效率，责任中心可以是系统、专业、科室、小组甚至是个人。

系统可以划分为临床、门急诊、医技、护理、行政后勤等，也可以进一步划分为外科系统、内科系统、中西医结合系统等。

专业可以根据病种大类进行划分，如肿瘤、普外、神经、骨科等，也可以进一步划分为肿瘤、肝胆、神经、手外、脊柱、关节、消化、呼吸、血液、盆底等。

科室可以根据病区地理分布进行划分。

小组可以根据冠名的诊疗组、护理组进行划分。

有些小病种，医院只有个别人员从事该专业诊疗，所以也可以按个人为核算单元划分责任中心。

（二）医院改革中的成本中心

医院综合改革的手段之一是控制成本、提升活力；综合改革的目标之一也是控制成本、提高效益。作为管理会计中的成本核算工具与方法，在引入医院改革中时，成本中心的成本核算是不可或缺的管理手段。

以下是以成本中心进行成本分析的案例。

【例9-1-1】某年上半年某市某医院管理费用专题分析

某年上半年某市某医院管理费用共发生7213万元，比上年同期增加3172万元，增长率为76.5%。其中：工资福利支出2715万元，比上年同期增加1053万元，增长率为63%；商品和服务支出3418万元，比上年同期增加2039万元，增长率为148%；对个人和家庭的补助支出1081万元，比上年同期增加36万元，增长率为3%。可见，上半年管理费用明显增长主要集中在工资福利支出和商品与服务支出两部分。

1.工资福利支出

（1）绩效工资

该项目主要开支管理部门职工绩效工资，上半年比上年同期增加768万元。主要原因是：预提中层干部考核奖比上年同期增加195万元，增长率为186%；摊销春节福利费比上年同期增加74万元，增长率为38%；职工绩效工资开支1176万元，比上年同期增加464万元，增长率65%。

（2）津贴

该项目主要开支职岗津贴、保留津贴、医疗卫生津贴、其他补贴等，上半年比上年同期增加205万元。主要原因是当年发放交通补贴207万元。

（3）其他

该项目主要开支临时工工资、加班费及其他，上半年比上年同期增加46万元。主要原因如下。

加班费：主要开支编外人员春节加班费，因春节加班标准提高，使当年比上年同期增加36万元。

保安工作餐：新院保安增加，相应的工作餐费用也增加，比上年同期增加3万元。

2.商品和服务支出

（1）维修（护）费

该项目主要开支提取固定资产折旧费、设备维修、房屋维修，上半年比上年同期增加980万元。主要原因在于新院房屋进入预定使用状态后需开始提取折旧费，上半年除医疗部门、药品部门直接提取的折旧费外，已计提1191万元，比上年同期增加999万元，增长了5倍多。

（2）其他

该项目主要开支燃气燃料费、洗涤费、其他费用（主要是广告、宣传及其他费用），上半年比上年同期增加400万元。主要原因是新院开始运行后，蒸汽消耗成为新增的一项成本，而该项单价已从新院搬迁至今增长了1倍以上。

（3）物业管理费

该项目主要开支是保安费、保洁费、绿化费、其他费，上半年比上年同期增加267万元。主要原因如下。

保安费比上年同期增加67万元，增长率为110%。

保洁费比上年同期增加197万元，增长率为262%。

（4）电费

该项目主要开支用电量，搬入新院后，医院用电量明显增长，上半年比上年同期增加291万元。

3.结论

由此可见，该医院管理费用明显增加的原因主要集中在职工待遇的提高与新院搬迁后导致的折旧与运行成本的增加，具体包括：分配方案的改革使绩效工资发放量增加；春节加班费标准的提高使该项金额开始增长；新院搬迁后增发交通费用；新院房屋折旧费的提取；搬入新院后保安、蒸汽、物业、电费等运行成本大幅提高。

第二节 强化考核机制

一、强化预算管理

(一)医院预算相关概念

2010年,财政部、卫生部联合印发的《医院财务制度》规定,预算是医院按照国家有关规定,根据事业发展计划和目标编制的年度财务收支计划。医院预算包括收入预算和支出预算,医院的所有收支应全部纳入预算管理。《医院财务制度》还要求公立医院要实行全面预算管理,建立健全包括预算编制、预算审批、预算执行、预算调整、预算决算、预算分析和预算考核等内容的预算管理制度。

国家对公立医院实行"核定收支、定项补助、超支不补、结余按规定使用"的预算管理办法。各级地方主管部门可以结合本地实际,对有条件的公立医院开展"核定收支、以收抵支、超收上缴、差额补助、奖惩分明"等多种预算管理办法①。

《医院财务制度》尤其强调,医院要将预算执行结果与成本控制目标实现情况和业务工作效率等方面一并作为公立医院内部业务综合考核的重要内容,逐步建立与年终评比、内部收入分配挂钩机制。主管部门还应会同财政部门制定绩效考核办法,对医院预算执行情况进行综合考核评价,将结果作为对医院决策和管理层进行综合考核、实行奖惩的重要依据。

可见,《医院财务制度》已明确了通过预算考核促进公立医院改革成效提升的途径与方法。

①卢婧宜.基于信息化建设视角的医院财务精细化管理研究[D].北京:首都经济贸易大学,2019.

（二）医院改革中的应用

全面预算在对医院改革战略规划和经营目标具体化的过程中，对控制患者医疗费用负担、提高医疗卫生资源使用效率方面均能发挥出非常积极的作用。全面预算管理能够将公立医院的不同环节联系起来，形成上下一致的合作体系，能够借以很好地推动公立医院改革相关财务目标的实现。预算考核能成为推动公立医院改革成效有效体现的重要帮手。

1.通过预算编制确定当年改革重点

医院根据当年国家、地方及主管部门有关医院改革的目标要求，结合自身实际拟订本年度工作思路、工作计划；根据医院自身当年的工作计划，结合现有业务能力与财务状况，拟定当年财务预算。也就是说，医院当年财务预算的编制已经充分结合了当年医院改革的重点任务、目标和要求。

2.通过预算分解实现当年改革目标

为确保财务预算目标的实现，需要将当年的预算目标层层分解落实到各个核算单元。由此，推动财务预算的实现也就是推动医院改革部分目标的实现。

3.通过预算执行提升当年改革效果

医院各个部门围绕体现医院改革目标的财务预算，分解执行本部门预算任务。通过预算任务的执行，可以进一步控制环节成本，提升服务总量，加快资源周转，降低患者负担，在预算执行的过程中提升医院改革成效。例如，医院拟订当年大宗物资及资产的采购计划，通过申报审批、招标采购的过程，大幅降低非必需物资及资产的采购，降低物资及资产的采购单位成本，控制物资及资产的年度采购总量，从而从源头上有效地控制大宗物资及资产的使用成本。

4.通过预算分析巩固当年改革成效

定期对当年财务预算执行情况进行分析，发现预算差异率超过10%的项目，深入剖析造成这一现象的原因，从而采取积极的措施予以应对。

由此促进当年财务预算目标的实现,同时也促进当年医院综合改革目标的推进。

二、抓住关键指标

在医院改革方案的拟订过程中,为充分体现医院的公益性,确保实现医院改革的目标,各级主管部门及医院会拟定一些关键性指标作为改革的最终目标内容;同时,在医院改革的实施过程中,为确保综合改革目标的最终实现,也会阶段性地拟定一些关键性指标要求,确保改革顺利开展并体现成效[①]。

比较常见的关键性指标可分为体现社会效益的关键性指标和体现阶段性经济效益的关键性指标两类,具体有药品比例、基药比例、每门诊人次收入、每出院人次收入、平均住院床日、床位使用率、每床日费用等。具体计算公式如下:

药品比例=药品收入/医疗收入×100%

基药比例=基本药品收入/药品收入×100%

每门诊人次收入=门诊收入/门诊人次

每出院人次收入=住院收入/出院人次

平均住院床日=年出院者占用总床日数/出院人数

床位使用率=年出院者占用总床日数/医院全年开放总床日数

每床日费用=住院收入/出院床日

①余进,李力. 以绩效管理为基础的公立医院精细化管理实践探索[J]. 中国卫生经济,2023,42(1):82-85.

第三节 确定保本界限

一、管理会计中的相关理论理解

(一)本量利分析

1.基本概念

本量利分析(Cost-Volume-Profit Analysis,CVP),全称是“成本—数量—利润分析”,是反映成本、利润、业务量和单价等因素之间依存关系的分析方法,又称盈亏平衡点分析、保本点分析和利量分析等。

2.基本关系式

利润=销售总收入-总成本

=销售量×单价-(销售量×单位变动成本+固定成本总额)

=销售量×(单价-单位变动成本)-固定成本总额

=销售量×单位贡献毛益-固定成本总额

保本点销售量=固定成本总额/(单价-单位变动成本)

=固定成本总额/单位贡献毛益

保本点销售额=固定成本总额/贡献毛益率

贡献毛益率=贡献毛益总额/销售总收入

=(销售总收入-变动成本总额)/销售总收入

=(单价-单位变动成本)/单价

=1-变动成本率

(二)边际贡献

1.基本概念

边际贡献又称边际利润、贡献毛益等,是指销售收入减去变动成本后的余额。

2. 基本关系式

边际贡献总额＝销售收入－变动成本

＝销售量×单位边际贡献

＝销售收入×边际贡献率

单位边际贡献＝单价－单位变动成本

＝单价×边际贡献率

边际贡献率＝边际贡献总额/销售收入

＝单位边际贡献/单价

(三)保本作业率和安全边际率的关系

保本销售量＋安全边际量＝正常销售量

保本作业率＋安全边际率＝1

利润＝边际贡献－固定成本

＝销售收入－边际贡献率－保本销售额×边际贡献率

＝安全边际额×边际贡献率

销售利润率＝安全边际率×边际贡献率

从公式可以看出，提高单位销售利润率主要有两个途径：一是扩大现有销售水平，提高安全边际率；二是降低变动成本水平，提高边际贡献率。即或体现规模效应或采取成本控制，也就是我们常说的“增收节支”。

二、医院改革中的实践应用

(一)医院的成本率、边际成本率与保本床日的关系

1. 基本公式

在医院中，假设固定成本为a，单位床日变动成本为b，单位床日产生的收入为c，床日数为n，每床日产生的收入、成本与利润均为标准化的。则：

成本率＝$(a+nb)/nc$

边际成本率＝$nb/nc=b/c$

当达到保本点床日时，所产生的边际利润刚好可以抵扣固定成本，即：$nc-nb=a$

则：当时的成本率$=(a+nb)/nc=(nc-nb+nb)/nc=nc/nc=100\%$

2. 边际贡献

边际贡献是指销售收入减去变动成本以后的差额，而单位边际贡献=单位收入－单位变动成本，也就是达到保本点后，每增加一个单位的工作量带来的利润。

当达到保本点床日后，又发生一个标准床日，该床日产生收入c，产生变动成本b，边际贡献$=c-b$，边际成本率$=b/c$，则新的住院成本率在原来基础上增加了一个成本b，一个收入c。为此，增加一个标准床日后，新的住院成本率计算公式如下：

新的住院成本率$=(a+nb+b)/(nc+c)$

$=a+(n+1)b/(n+1)c$

$=\{[a+(n+1)b]\times[n/(n+1)]\}/\{[(n+1)c]\times[n/(n+1)]\}$

$=\{[n/(n+1)]\times a+nb\}/nc$

$=\{[(n+1-1)/(n+1)]\times a+nb\}/nc$

$=\{a+nb-[1/(n+1)]a\}/nc$

$=(a+nb)/nc-[1/n(n+1)c]a$

$=$原成本率$-[1/n(n+1)c]a$

由于a、c、n均为常数，所以：

新的成本率$(a+nb)/nc-[1/n(n+1)c]a<$原成本率$(a+nb)/nc$

【例9-3-1】

某市某医院某专业月固定成本为5000元、单位变动成本为10元，单位床日产生的医疗收入为20元，当月产生床日数为1000个床日，当月保本床日数为500床日。则计算比较该专业的住院成本率如下：

该专业达到保本床日时的成本率＝(5000＋500×10)/(500×20)=100%

该专业当月1000个床日的住院成本率＝(5000＋1000×10)/(1000×20)=75%

如再增加一个标准床日，则收入增加20元，成本仅增加变动成本10元；则：

该专业新的住院成本率＝(5000＋1000×10+10)/(1000×20+20)

＝(5000＋1001×10)/(1001×20)

＝[(5000＋1000×10)×(1000/1001)]/[(1001×20)×(1000/1001)]

＝[(1001－1)/1001×5000＋1001×10)]/(1000×20)

＝(5000＋1000×10)/(1000×20)－1/[(1000×1001)×20]×5000

＝75%－0.02%

＝74.98%<75%

所以，某市某医院某专业在当前的床位利用状况下，每增加一个边际床日，可以降低原成本率。

所以，当医院达到保本点床日后，每增加一个单位边际床日，可以使住院成本率总体下降。医院在资源利用率相对较低时，可以通过规模经济达到降低成本率的效果，即通过提高总体医疗服务量来降低医院的成本率，提升医院自身的造血能力。

(二)在新技术新项目开展中的论证应用

在医院综合改革进程中，无论是收入结构的变化、市场参与者结构的变化还是老百姓对医疗服务需求的变化，均要求医院不断提高医疗技术水平，提供更为优质的医疗服务。但在竞争日益激烈的医疗市场中，医院面临着增收节支的压力，需要增加更多的内能储备与社会资本办医进行竞争。为此，医院在积极主动开展新技术新项目、体现社会效益之际，应同步从经济的角度论证项目引进或推广。

1.可行性论证中的应用

引进管理会计中的本量利分析法，预测新技术新项目开展后达到盈亏平衡点的最低业务量要求。如果低于最低业务量，则需考虑是否必须开展该项目。

【例9-3-2】

某市某医院某专业拟开展一项新的医疗技术项目，该项目经发展改革委员会审批后确定收费标准P为150元/人次，项目的月固定成本F为3万元，项目单位人次变动成本V为50元/人次。则计算最低保本业务量Q。

$Q=F/(P-V)=30000/(150-50)=300$（人次）

可见，如需开展该新技术新项目，则预计月业务量应达到300人次才能保本。

2.成本控制目标的应用

【例9-3-3】

续[例9-3-2]，某市某医院某专业拟开展一项新的医疗技术项目，该项目经发展改革委员会审批后确定收费标准P为150元/人次，项目月固定成本F为3万元，医院对该项目的月目标利润X是2000元，预计项目开展后月业务量为300人次。则计算单位人次变动成本控制目标V：

$V=(P\times Q-F-X)/Q$

$=(150\times 300-30000-2000)/300$

$=43.33$（元/人次）

可见，如需开展该新技术新项目，单位人次变动成本控制目标须低于43.33元才能实现目标利润。

第四节　科学调配资源

一、医院改革中医疗卫生资源的范畴

医疗卫生资源是在一定的社会经济条件下，国家、社会和个人对医疗卫生部门综合投资的总称，是医疗卫生部门为社会及受益人群提供医疗卫生服务的基础，是开展医疗卫生服务活动的基本条件，是所提供的各种医疗卫生服务的投入要素的总和，包括硬件资源和软件资源。

在医院中，硬件资源中最主要的是固定资产，而固定资产最主要的是房屋及建筑物、设备，房屋及建筑物反映在实际提供服务内容上即床位资源。为此，我们应充分利用管理会计工具与方法，科学核算医院设备及床位资源的配置情况，在此基础上提出合理化的意见与建议，为进一步提高医院资源利用效率、体现医院综合改革成效发挥积极的作用。

二、医院改革中设备利用效率的提高

（一）投入资金科学管理

1. 可行性论证的必要性

医院在拟订次年设备采购计划时，应通过医院仪器管理委员会、党政联席会议等组织，从社会效益、经济效益等多个角度进行可行性论证，压缩不必要的设备采购，提高医院有限的资金投资利用效率，为医院综合改革之需预留更多的资金储备①。

2. 经济效益可行性论证

对于设备采购计划，常见的经济角度的可行性论证方法如下。

其一，利用“投资利润率＝年利润额/投资总额×100%”进行论证。

其二，采取静态投资回收期来衡量，回收期越短越好。

其三，采用净现值法。

净现值＝原始投资额＋投产后各年的净现金流量×年金现值系数

其四，利用辅助指标，如百元固定资产医疗收入、日均业务量、检查阳性率等指标对比论证。

其五，采用大型设备投入产出核算单进行核算，见下例。

【例9-4-1】

某市医院为积极顺应医院综合改革需要，进一步提升医疗服务能力，

①戚林露．新形势下加强和完善医院财务管理的建议——以S医院为例[J]．投资与合作，2023(8)：121-123.

拟购置胃肠动力测定仪，采用大型设备投入产出核算单，对拟购置的胃肠动力测定仪进行经济角度的可行性论证。

（1）总体情况

使用科室为消化内科；设备购置估价60万元；使用年限预计5年；收费标准主要有胃肠压力测定112元/次、十二指肠压力测定70元/次等。

（2）购买理由及作用

科室自述本院目前无同类仪器设备，为临床工作需要；胃肠动力性疾病为常见病，多发病，临床应用潜力大。

（3）投入产出分析

①投入情况。

购置估价60万元。

购置时，设备处处长花费1天时间，设备处采购员花费1周时间做购置前后的工作，消化内科主任花费1天时间做准备工作以及可行性论证，其余人员成本忽略不计。

购置前后，预计发生办公费40元、邮电费100元、水电费60元。

根据采购惯例，培训工作由供应商承担，需3个月，医院需发放给进修人员进修费与岗位工资，合计9000元。

按当前5年期项目贷款年利率4.90%计算，利息=600000×4.90%×5=147000元。（时间价值暂忽略不计）

替代成本：之前该医院无类似仪器，暂无替代成本。

②产出情况。

预计年产生医疗收入4.5万元。

操作人员平均每操作1例需半小时。

占用房屋约20平方米，设备按5年折旧。

水电费消耗约10元/例，消耗材料按40元/例估算。

维修、保养费按全院设备维修保养费率约5%计算，则平均年维修保养费为3万元。

假设没有医疗缺陷成本，综合管理费暂不计算。

③投入产出率。

按一年计算，利润为负数；而合计投入共85万元，当年投入产出率就为负数，累计6年没有经济价值。

④具体核算表（略）。

⑤建议。

从经济效益的角度看，该设备当年投入产出率就为负数，累计6年没有经济价值；该类检查项目为非必需项目，收费标准相对较高，服务对象相对较少。计划财务处对购买该设备持否定意见。

（二）使用过程效率监控

医院在设备购置前的可行性论证相对较为充分，各级主管部门、财政部门对设备购置的审核、审批较为严格，但购置后使用过程中的利用效率相对忽视，待事后进行绩效评价已为时较晚。而过程控制正是医院改革中挖掘内部管理潜力的重要阵地。本书设计了一套相对传统的设备使用效率监控方式，以供读者参考。

1.划分设备类型

医院的设备主要是专用设备，可分为五大类。

第一，能收费，相关信息尤其是工作量能够实现单台设备的计算机自动统计或通过医院自己制作的软件实现的专用设备，如B超室设备，或是医院内独一无二且不受干扰的专用设备，如磁共振设备、碎石机等。

第二，能收费，相关信息尤其是工作量能够实现同种多台设备平均值计算机自动统计的专用设备，如CT机等。

第三，能收费，相关信息尤其是工作量虽不能进行计算机自动识别（自动统计），但容易通过手工统计进行考核的专用设备，如通过收费系统统计数据。这类专用设备主要指未联网设备。

第四，不能收费，但投入资金较大，需要进行效率考核的专用设备，其可以通过统计使用次数、使用时间等方式进行考核，如人工心肺机。

第五，其他，主要指无须进行效率考核或难以考核的专用设备，如收费极低且到期无法收回成本的设备、科研项目所用的设备等。

2.核算口径介绍

所有被考核设备以设备直接购入成本与收入作为核算基础，暂不计其他附加收支，如人员成本、时间成本、耗材收益、设备配套的基础设施成本等。

所有被考核设备根据收费代码，通过不同方式或途径统计，能够收集某一时间段某台设备的收益、诊断或治疗人次的统计数据，如日检查人次、日总收入、月检查人次、月总收入、年检查人次、年总收入。由此形成曲线图，如以日、月等时间为单位横(X)轴，以检查人次、收入等为单位的纵(Y)轴。

根据设备情况、收益、折旧年限来计算设备完好率、利润、利润率和使用率。

目前暂对能直接考核的专用设备进行传统方式的考核。之后根据实际需要增减被考核设备清单。

考核时间段一般为按月考核，使用率考核一般按月考核，完好率考核一般按年考核。

工作时间的确定方面，设备以工作日计，其他以日历天数计。

考核的核定基数方面，一般情况下，以上一年类似设备的平均数作为基数；院内无同类设备且第一次引进的，第一年以申请购置时填报的预计使用量为基数，第二年开始以上一年的平均数为基数。

暂不考虑资金的时间价值。

3.计算公式列示

(1)第一类、第三类设备的考核计算公式

月折旧额=设备购置价/折旧年限/12

月利润＝月收入－月折旧额－月维修费及配件

月利润率＝(月收入－月折旧额－月维修费及配件)/月收入×100%

年利润＝年收入－年折旧额－年维修费及配件

年利润率＝(年收入－年折旧额－年维修费及配件)/年收入×100%

(2)第二类设备的考核计算公式

平均月利润＝(∑月总收入－∑月总折旧－∑月维修费及配件)/设备总台数

平均月利润率＝(∑月总收入－∑月总折旧－∑月维修费及配件)/设备总台数/∑月总收入×100%

平均年利润＝(∑年总收入－∑年总折旧－∑年维修费及配件)/设备总台数

平均年利润率=(∑年总收入－∑年总折旧－∑年维修费及配件)/设备总台数/∑年总收入×100%

(3)完好率考核计算公式

完好率＝1－故障停机时间/核定工作时间×100%

(4)使用率考核计算公式

使用率＝实际使用数/核定使用基数×100%

三、医院改革中床位利用效率的提高

(一)加快床位周转是医院改革亟须解决的问题之一

医院改革最亟须解决的问题之一是老百姓反映较多的“看病难”“看病贵”问题。对于“看病难”问题，在患者住院诊疗过程中，“一床难求”往往是最为突出的问题，这也是当前医院综合改革致力于积极完善的目标之一。

(二)如何加快周转是医院管理会计着重研究的问题

在受床位总数客观限制的前提下，医院唯有进一步加快床位周转、缩短平均住院日，方能提供更多的医疗服务总量，满足更多的患者需求。因此，寻找进一步缩短平均住院日的途径、科学计算具体缩短的程度，是医院管理会计应着重研究的内容。

（三）医院住院费用规律与床位占用的优化

通过对医院住院费用的分析，我们可以得知以下几点。

第一，每一病种的费用曲线基本呈波动状态。也就是说，刚入出院时费用相对较低，住院中期是费用高峰期；同时，一般择期手术与住院的患者，在刚入、出院时行动相对方便。为此，可以考虑在刚入、出院时适当减少床位占用。

第二，入院首日常规检查占费用的主要比例。也就是说，刚入院时往往是先产生一些常规检查，待检查报告出来后再做进一步的诊治，这时费用高峰也就来了。为此，可以考虑将首日的常规检查转移到门诊进行，患者在等待检查结果的1～2天里可以打个时间差，既可以减少首日因检查需要占用的床位，又可以减少患者不必要的住院时间。

第三，患者在术后或治疗后期费用逐日下降。也就是说，越到住院后期，患者需要的诊疗活动越来越少，患者也逐渐处于康复期。为此，可以考虑缩短后期住院天数，或者将患者转入康复病房，将相对稀缺的外科系统床位让给更需要的患者。转移节点可以是费用低于本专业或本病种日均费用，当然，转移患者的具体时间还应结合患者实际病情和个体差异综合考虑。

第十章 医院财务会计管理的决策力提升

第一节 设备投资比较决策

在医院决定购置设备的同时，往往会出现若干方案有待于进一步确定的情况，多数是因为所能提供设备的型号、规格、产能、消耗、单价的不同而一时无法作出决断[①]。

为提高医院有限资金的最大使用效率，发挥设备资源的最大利用效率，我们有必要结合医院实际需求，运用管理会计的工具与方法，科学核算最佳方案，为最终决策提供有力依据。

【例10-1-1】

开展某项医疗技术需购置1台医疗专用设备，对应医疗技术收费标准为200元/人次，目前有3套方案，能提供的设备功能相同，但型号、规格、产能、消耗、单价存在差异，能提供的月服务量也存在差异，需要选择最佳方

①李平．基于投资决策视角的公立医院大型医疗设备绩效指标研究[D]．北京：北京中医药大学，2017.

案。已知3套方案可能带来的信息见表10-1。

表10-1 3套方案的月固定成本(折旧)、单位变动成本表

项目	方案一	方案二	方案三
固定成本(元)	20000	42000	63000
单位变动成本(元)	100	50	20

1.计算盈亏平衡点

方案一:

月固定成本/(单位收入－单位变动成本)＝20000/(200－100)＝200人次

方案二:

月固定成本/(单位收入－单位变动成本)＝42000/(200－50)＝280人次

方案三:

月固定成本/(单位收入－单位变动成本)＝63000/(200－20)＝350人次

2.计算月服务量转折点

方案一到方案二的转折点:

$20000+100Q_1=42000+50Q_1$

则$Q_1=440$(人次)

方案二到方案三的转折点:

$42000+50Q_2=63000+20Q_2$

则$Q_2=700$(人次)

由此我们得出:当预计月需求量为200~440人次时,选择方案一对应的设备;当预计月需求量为440~700人次时,选择方案二对应的设备;当预计月需求量超过700人次时,选择方案三对应的设备。

可见,运用管理会计工具与方法,能够非常科学地核算比较方案,为医院决策层提供重要参考。

第二节　业务经营决策依据

一、外包与自营决策依据

（一）后勤保障内容

目前，为减少医院决策层与管理层对非医疗业务的精力牵涉，集中精力搞好医院综合改革，提升医院医疗服务，很多医院考虑是否将内部洗涤、保安、保洁、绿化等后勤服务予以社会化，既降低医院管理成本，又提升后勤保障能力。为此，需要运用管理会计的工具与方法，分析比较后据以决策。

【例10-2-1】

某市某医院拟对洗涤工作进行外包，根据前3年数据测算，该医院洗涤房年洗涤工作量为50万件；房屋折旧6万元，年设备折旧9万元；人工费3元/件、水电及洗涤用品等消耗2元/件；如果外包，本市其他医院招标结果是5元/件。需要医院进行决策。

1. 成本计算

计算自行洗涤年成本＝固定成本＋单位变动成本×年洗涤量

＝60000＋90000＋（3＋2）×600000

＝3150000（元）

计算外包洗涤年成本＝单位变动成本×年洗涤量

＝5×600000

＝3000000（元）

2. 比较确定成本低者

自行洗涤年成本3150000元＞外包洗涤年成本3000000元，该医院应选择洗涤外包。

由比较可见，自行洗涤年成本高于外包洗涤年成本，而且牵涉医院决策层与管理层较多的管理精力，建议可实行外包，提交相关部门审批同意后，纳入公共资源交易中心招标确定洗涤公司。

（二）医技检测服务

目前，有些医院新开设的医技检测项目由于数量不多，而且设备购置成本相对较高，因此选择将项目外送专业公司检测；但随着业务量不断增加，医院需要开始考虑是继续外送还是自检，哪个方案更为合理。为此，需要运用管理会计的工具与方法，分析比较后据以决策。

【例 10-2-2】

之前，某市某医院某医技检测项目一直是外送的，检测成本为 95 元/人次，每周送 2 次，送检人员与交通费成本为 1 万元；当前，预计年检测量可以达到 1 万人次，该项目收费标准为 100 元/人次，房屋及建筑物年折旧费 10 万元，设备年折旧费 50 万元，年人员成本 5 万元，水电及试剂等消耗 28 元/人次。需要进行决策是否继续外送。

1. 外送检测

外送检测年成本＝固定成本＋单位变动成本×年检测量

＝10000＋95×10000

＝96000（元）

外送检测年利润＝100×10000－950000

＝50000（元）

2. 自行检测

自行检测年成本＝固定成本＋单位变动成本×年检测量

＝100000＋500000＋50000＋28×10000

＝930000（元）

自行检测年利润＝100×10000－930000

＝70000（元）

3. 比较确定成本低者

外送检测年成本960000元＞自行检测年成本930000元；外送检测年利润50000元＜自行检测年利润70000元。该医院应开始选择自行检测。

另外，随着业务量的进一步增长，单位变动成本、单位人员成本还有进一步下降的空间，该医院应选择开始自行检测，通过申报采购计划，将开展该项检测项目所需的设备、试剂等消耗品统一纳入公共资源交易中心招标采购，及时储备相关检测技术人员。

二、经营与注销决策依据

目前，部分医院有下属三产公司，主要经营与医院医疗活动相关服务或为医院提供产业链上下游行业服务。这些三产公司一般是以企业性质经营，更需要全面核算其经营绩效，减少医院决策层对三产管理的精力牵涉，集中精力搞好医院综合改革与技术提升。为此，需要定期对三产公司的经营状况进行评估，对经营管理绩效不善的公司及时予以关停并转，减少管理包袱，提升医院整体绩效①。

第三节　创新战略决策保障

目前，众多大型医院积极探索创新战略，不仅从医疗技术上创新，还在探索自主研发的产学研一条龙的研究型创新。为此，研究型医院的创建是当前许多医院改革的方向与途径之一。

一、研究型医院及其财务管理的特性

研究型医院是指以新的医学知识和新的医疗技术的产生与传播为使命，坚持临床与科研并举，在自主创新中不断催生高层次人才和高水平成果，推动临床诊疗水平持续提高，为医疗卫生事业和人类健康作出重要贡

①陈国枢．政府会计制度改革对公立医院预算绩效评价的影响研究[D]．昆明：云南财经大学，2022.

献的一流医院。研究型医院具有8个特征：第一，根本目的是提高临床诊治水平；第二，主旨要义是质量内涵建设；第三，核心动力是持续自主创新；第四，基本方法是临床与科研有机融合；第五，基本管理服务形态是基于现代信息技术的支撑；第六，关键是造就临床和科研水平兼优的研究型人才；第七，基础是建设持续引领本领域技术进度的研究型学科；第八，目标任务是为医疗卫生事业和人类社会作贡献。研究型医院在发展动力、发展特征、诊疗重点、效益主体、科研地位、人才类型、组织结构、研究方式、创新模式等方面明显区别于非研究型医院，更加侧重于内涵建设、技术创新和成果转化。

为此，研究型医院财务管理在遵循《医院财务制度》《医院会计制度》等卫生财会制度的基础上，更应注重经费投入、创新引导和转化评价角度的管理，以保障与促进研究型医院特质的体现；同时，在自身专业领域上，也应积极顺应当前宏观经济与医药卫生体制改革进程需要，进行创新性探索。

二、研究型医院财务保障管理探索

适应经济发展新常态，转变经济发展方式，也要求医院从简约型向技术型方向转变、从追求数量发展向质量提升转变、从粗放型管理向精细化运营转变。医院唯有及时转变经济发展方式，走研究型医院管理的创新发展之路，才能实现质的提升。

（一）加大投入，注重规范

1.增加总量

研究型医院财务需要主动调整支出结构，逐步加大对医院学术研究经费的总量投入，强有力地支撑医院的原始创新能力提升，进一步丰富科研产出成果，激发创新活力。

2.强化规范

在增加研究经费总量投入的同时，尤其需要注重研究经费使用结构的合理规范，特别是科研经费的规范管理要求日益提高。研究型医院财务部门应积极把握最新政策规定,及时对照国家、省级及当地相关制度要求,进一步梳理与规范医院科研经费的管理。其中尤应注意以下几点。①经费预算执行率。经费预算编制必须具备较强的可预见性与可行性,使用必须严格遵照预算安排,预算完成率必须严格符合标准要求;经费预算必须严格遵循编制、审批、执行、调整、考核和评价等流程要求。②经费条块结构要求。科研经费的10项直接费用中,设备费、劳务费、专家咨询费之间不允许调整;差旅费、会议费、合作协作研究与交流费允许在总额范围内互相调剂;测试化验加工费、材料费、燃料动力费、出版/文献/信息传播/知识产权事务费经公立医院内部审批同意后允许作适当调整。

(二)考核激励,分配引导

1.保护前期培养的主动意愿

对于外出进修与学习的人员,予以保证一定水平的薪酬,必要时实施带薪进修或奖励性进修,消除进修人员的后顾之忧,激发研究人员学习国内外前沿技能的主动性。例如,鼓励非泛指的高薪进修,即对一般进修人员给予基本补贴,学成后如能较快应用于实践并产生成效或能较快开展前沿技术与方法的人员,予以补足高额薪金,既解决后顾之忧,也能促其学以致用,迅速推动新技能的转化进程。

2.扩大研究过程的协作范畴

研究型医院立足于临床,通过科研成果的应用又反哺临床,财务部门应大胆打破原固有的诊疗组或专业科室的划分樊笼,通过科学测算与合理核算,核定内部结算价,采用灵活多样的分配调整机制推进跨专业合作,推进研究单元与临床单元的强强联合,实现病种资源的全院最大化共享。例如,实行病例的协作提供,对研究项目缺少实验案例的,可以经院职能部门核实后向全院乃至兄弟医院有偿征集,实现研究协作范围的极大扩展。

3.用足成果奖励的激励作用

首先,研究经费总投入量的增加,应重点体现于对成果奖励的额度方面；其次，采用灵活多变而又不失相对公平的政策制度，以物质与精神相结合的方式，进一步激发研究人员的创作激情；最后，尝试实行分段切片式奖励，将成果奖励金部分分解到研究过程中，阶段性地激励与推进研究进程，确保研究进程与成效。

4.缓解创新风险的各种压力

多措施、过程化监控，降低创新研究失败带来的风险，尤其是在临床试验阶段，对因实施科学研究、开展新技术、新方法带来的医疗风险由医院全额或部分承担，以极大地推动理论成果的实际应用；完善首席科研专家的薪酬分配方案，促其切实肩负起教学及科研、学科建设及人才培养的任务，积极发挥其在研究单元与临床单元之间的桥梁纽带作用。

5.允许研究与临床单元互换

可以将理论研究人员与专业业务人员进行相对明确的单元划分，对研究单元预发部分薪酬，视成果等级予以甚至高于余额的奖励；允许建立退出机制，对自认研究结果无望的，经评估允许在中途转为临床单元，但不再补发余下部分薪酬；允许建立介入机制，对自认有信心中期介入的，经评估允许其在中途接管，之前研究单元被截留部分薪酬在获得成果后一并作为奖励发放给新研究组。

（三）注重实效，促进转化

通过科学设计与全面核算医疗科研成果投入产出率，考核比较研究项目的转化成效，考核结果直接与研究者的薪酬或奖励金挂钩。其投入包括研制成本、期间费用和成果奖励；产出主要是研究成果应用后在一段时期内产生的经济效益，等于该项研究成果推广应用所带来的收入减去在应用过程中所发生的支出。

参考文献

[1]陈国枢.政府会计制度改革对公立医院预算绩效评价的影响研究[D].昆明:云南财经大学,2022.

[2]陈琳琳.新医改以来辽宁省三级甲等公立医院经济运行情况研究[D].沈阳:中国医科大学,2020.

[3]范鹏举.公立医院非流动负债影响因素分析指标体系构建及实证研究[D].唐山:华北理工大学,2023.

[4]李平.基于投资决策视角的公立医院大型医疗设备绩效指标研究[D].北京:北京中医药大学,2017.

[5]梁程光.医院基本建设项目投资控制的影响因素及改进策略研究[D].北京:北京建筑大学,2020.

[6]柳建梅.关于加强公立医院医疗应收款管理的思考[J].中国集体经济,2015(12):134-135.

[7]卢婧宜.基于信息化建设视角的医院财务精细化管理研究[D].北京:首都经济贸易大学,2019.

[8]吕霞,李为,辛咏萍,等.大型公立医院固定资产盘点管理系统设计与实现[J].中国数字医学,2023,18(10):38-43.

[9]戚林露.新形势下加强和完善医院财务管理的建议:以S医院为例[J].投资与合作,2023(8):121-123.

[10]汪丹梅,阎星云.公立医院无形资产的界定、分类及评估[J].卫生经济研究,2019,36(9):7-9.

[11]王春云.高质量发展下公立医院财务会计转型的路径研究[J].中国总会计师,2023(5):163-165.

[12]王芳芳.浅谈医院财务分析报告方法及应用浅析[J].财经界,2020(6):118-119.

[13]王力男.卫生费用增长影响因素与可持续性研究[D].上海:上海财经大学,2020.

[14]吴玉书.DRG/DIP支付方式下医院成本管理的探讨[J].中国总会计师，2022(12):150-153.

[15]谢魏.新型会计制度下医院财务管理的内部控制体系建设探讨[J].财会学习,2023(19):149-151.

[16]于爱琦.医院财务会计全面预算管理实施分析[J].行政事业资产与财务,2023(22):70-72.

[17]余进,李力.以绩效管理为基础的公立医院精细化管理实践探索[J].中国卫生经济,2023,42(1):82-85.

[18]张洁.管理会计在医院财务管理中的应用分析[J].财经界,2023(4):156- 158.

[19]张云华,何芳.县级公立医院医疗收入管理内部控制效率提升路径探索:基于XW医院的实践[J].中国总会计师,2019(11):142-143.

[20]赵博宁.《政府会计制度》下公立医院财务报告审计工作探讨[J].中国卫生经济,2020,39(7):89-92.

[21]赵艳.大数据时代医院财务管理与内部控制问题的探究关键思路分析[J].财经界,2022(35):126-128.

[22]智海燕.公立医院专项资金管理存在的问题与对策[J].中国总会计师，2023(5):143-145.

[23]钟鑫丽.内控视角下公立医院资金管理风险防控措施探究[J].投资与创业,2023,34(19):160-162.